每天5分钟
腰腿健康零酸痛

杜江榕◎编著

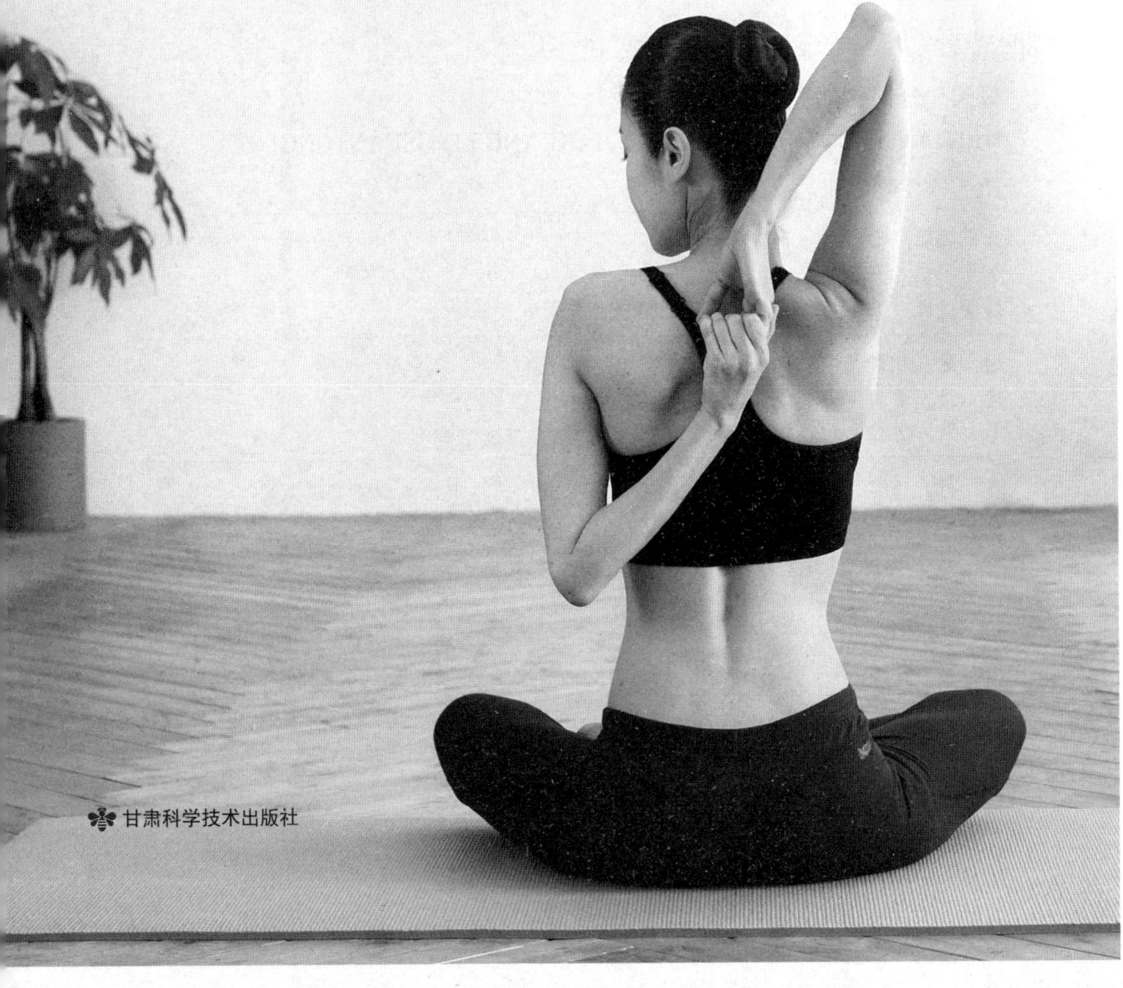

甘肃科学技术出版社

图书在版编目（CIP）数据

　　每天5分钟，腰腿健康零酸痛／杜江榕编著．--兰
州：甘肃科学技术出版社，2017.10（2023.9重印）
　　ISBN 978-7-5424-2422-8

　　Ⅰ．①每…　Ⅱ．①杜…　Ⅲ．①腰腿痛－中医治疗法
Ⅳ．①R274.915

中国版本图书馆CIP数据核字（2017）第232004号

每天5分钟，腰腿健康零酸痛

MEITIAN 5 FENZHONG，YAOTUI JIANKANG LINGSUANTONG

杜江榕　编著

责任编辑　杨丽丽　毕　伟
编　辑　贺彦龙
封面设计　深圳市金版文化发展股份有限公司

出　版　甘肃科学技术出版社
社　址　兰州市城关区曹家巷1号　　730030
电　话　0931-2131575（编辑部）　0931-8773237（发行部）

发　行　甘肃科学技术出版社　　　印　刷　三河市铭诚印务有限公司
开　本　720毫米×1016毫米　1/16　　印　张　10.5　字　数　200千
版　次　2018年1月第1版
印　次　2023年9月第2次印刷
印　数　6001~7050
书　号　ISBN 978-7-5424-2422-8　定　价　78.00元

Preface 序言

　　每个人一生中都或轻或重地遭受过腰腿痛的侵扰，现代伏案工作和以车代步的生活方式更是"壮大"了腰腿痛的队伍。由于在日常生活中人们经常遭遇疼痛，使得不少人对此已习以为常，忽略了它的危害性和严重性。事实上，人们遇到的这些疼痛，尤其是慢性疼痛，对健康十分不利。这些疼痛，你要说它严重，它还不至于影响人们的正常生活；你要说它不严重，它却时时刻刻困扰着你，严重地影响着人们的生活质量。

　　《每天 5 分钟，腰腿健康零酸痛》要告诉您"脱离痛苦的腰腿痛的方法"，而且这些方法可以完全借由自己或家人的双手实现。这真的有可能吗？可能有很多人会抱持这种想法。原因是，为腰腿痛所苦的人，多半已经寻访过许多的医疗机构，做过了许多检查和治疗，但仍过着与这种疼痛共存的生活。实际上，腰腿的疼痛是可以有效改善的，且方法并不困难。各位知道是什么吗？答案是：中医理疗。

　　本书开篇简要介绍了腰腿的形态结构、腰腿痛的形成原因等基础知识，以现代人推崇的安全有效的按摩、刮痧、指压疗法为主线，介绍了这几种理疗常用的基本手法，向读者介绍了 24 个常用的腰腿保健祛痛穴位及其定位、功效主治、操作方法、祛痛配穴等。然后列举了多种腰腿部的保健疗法，并对生活中较常发生的腰腿部急症，如急性腰扭伤、踝关节扭伤、腿抽筋等介绍了物理方面和指压方面的止痛保健疗法。针对现代人腰、腿容易出现的病症，提供了轻运动疗法。最后对腰肌劳损、坐骨神经痛、膝关节炎、足跟痛等腰腿足部病症，精选操作简便、耗时短、疗效好，在家里都可以进行的按摩、刮痧方法，以大图标穴、真人图片示范的方式，精确指导您防病治病，部分病症还附以食疗方法。希望本书能助您健腰腿，健步便如飞！

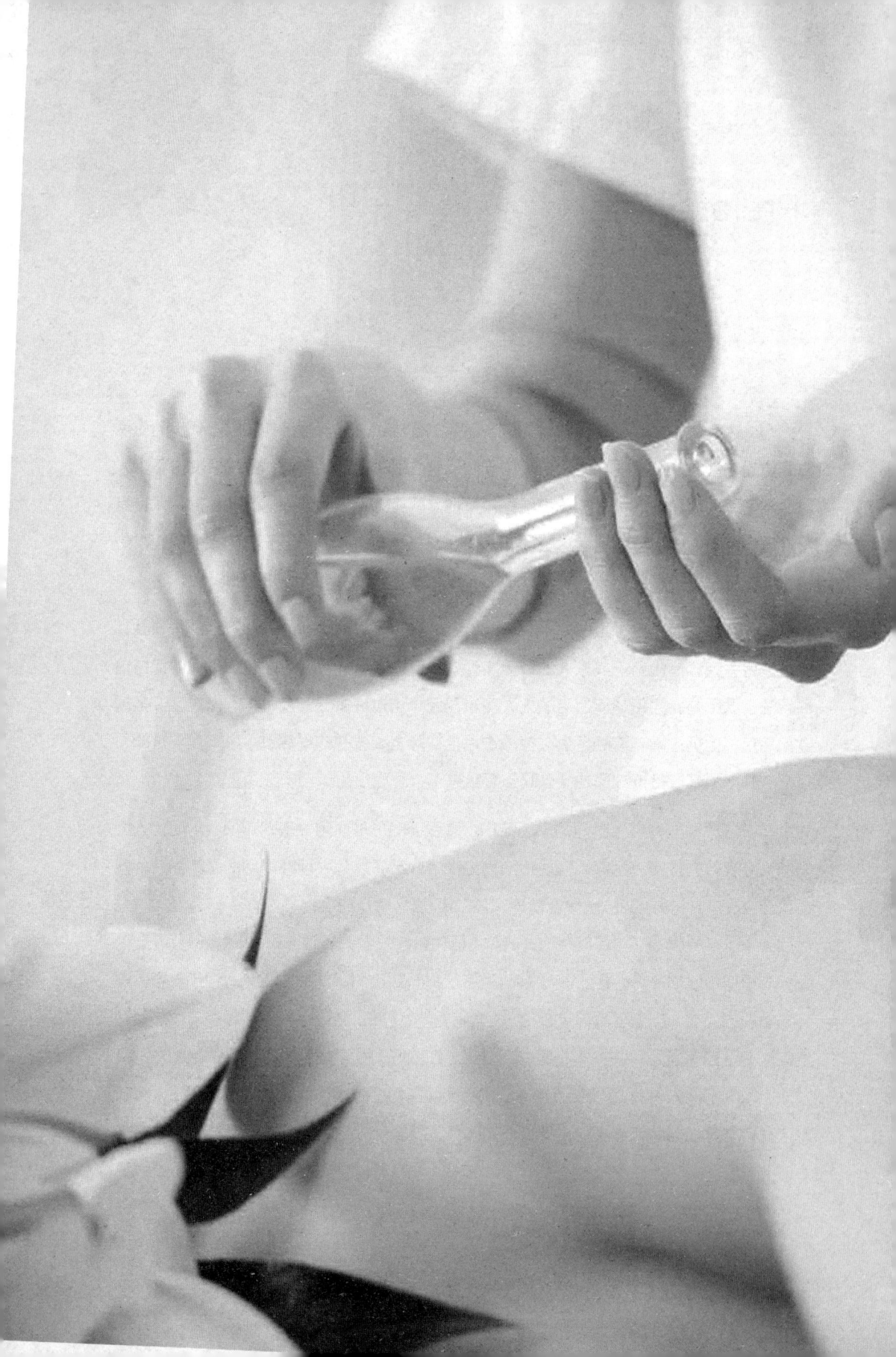

CONTENTS 目录

第一章

关注健康，从腰腿开始

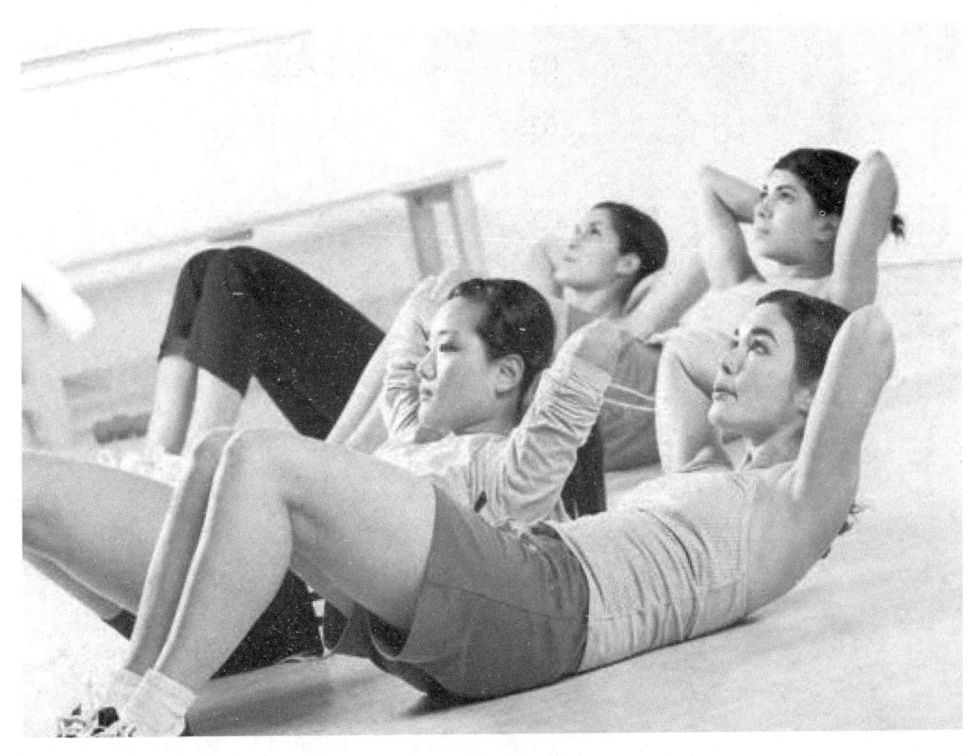

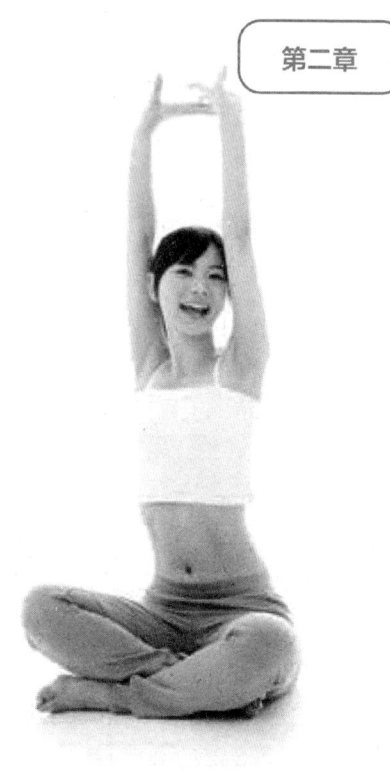

第二章

穴位用得妙，腰腿疼痛自然消

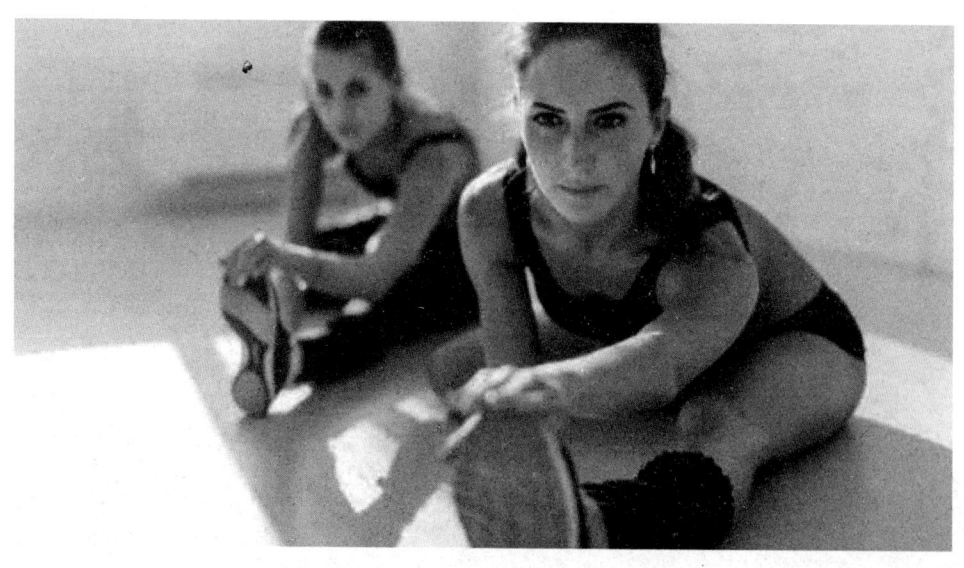

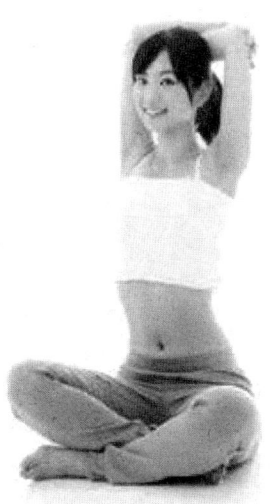

第三章

简单小按摩，腰腿大保健

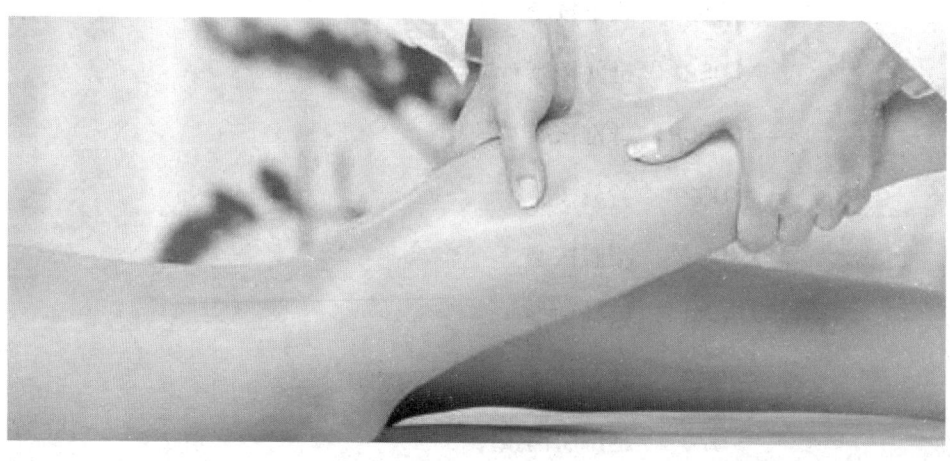

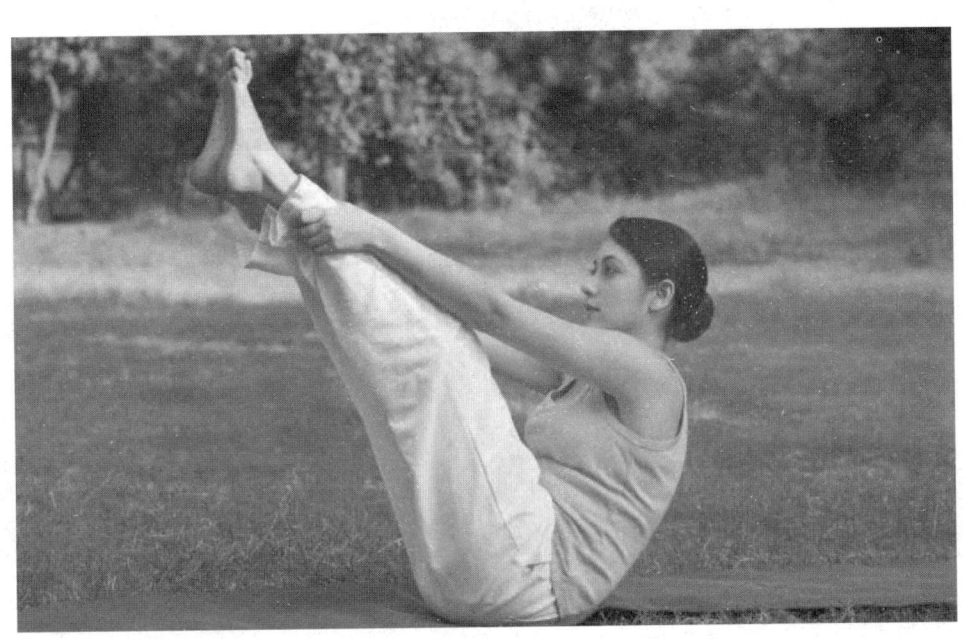

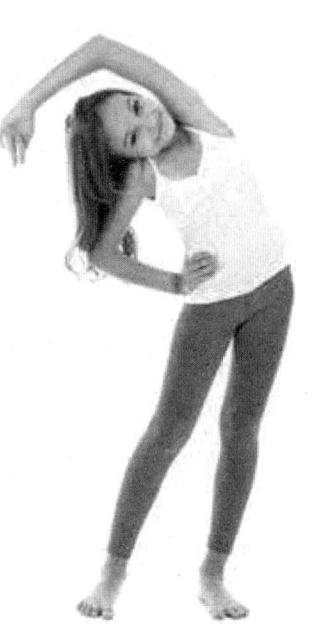

第一章

关注健康，从腰腿开始

生活在科技发达、生活便利的现代社会，一些原本只会出现在老年人群中的腰腿问题开始出现在年轻人身上。这并非危言耸听，腰腿病在如今已经变得越来越普遍。究其原因，除运动量越来越少外，错误的姿势、不良的生活习惯等等都是导致我们的腰腿提前老化、生病的慢性毒药。

查查腰部户口，了解腰部结构

我们大家都知道，腰部是支持身体和运动系统的重要组成部分，我们日常生活和工作中的种种要求都依赖于腰部的灵活运动来完成，但腰部中任何一个组织器官的器质性改变，或附近脏器的疾病都是引起腰痛的原因。

一般意义上来说腰部是指人体的背部，也就是医学上所谓的脊柱下方至骨盆上方能伸展的部位。所以，我们先来了解一下腰部的构造吧。

● 腰部的骨骼

腰椎骨、骶骨和两侧的髂骨共同构成了人体腰部的骨骼，其中最重要的是腰椎，它上接胸椎，下连骶椎，共同构成人体躯干的中轴线，成为人体的支柱。同时，腰椎还肩负着支持髋部和下肢的重任，对身体有缓震、维持运动、平衡的作用。

● 腰椎间的连接

椎间盘和后关节是人体脊柱运动的基础，其中的任何部分受损，都会导致疼痛症状的出现。所谓椎间盘，就是腰椎每两个椎体之间夹有的那层与椎体紧密结合的纤维软骨垫，它连接着椎体和前、后纵韧带，在脊柱中起着缓冲垫的作用。除了椎间盘之外，还有两个后关节突关节联系着相邻的两个腰椎。此外，脊柱的每个椎骨之间都有很多韧带相联系。

● 腰部的软组织

腰部可以说是人体活动的枢纽，但它周围没有其他骨骼的保护，只有腰椎本身及其周围附属的软组织，所以这个部位的关节比全身任何关节所承受的压力和负荷都要大。同时关节的各项活动都需要肌肉的参与，因此，稳定、保护腰椎的重任就在极大程度上归于腰部的软组织了。

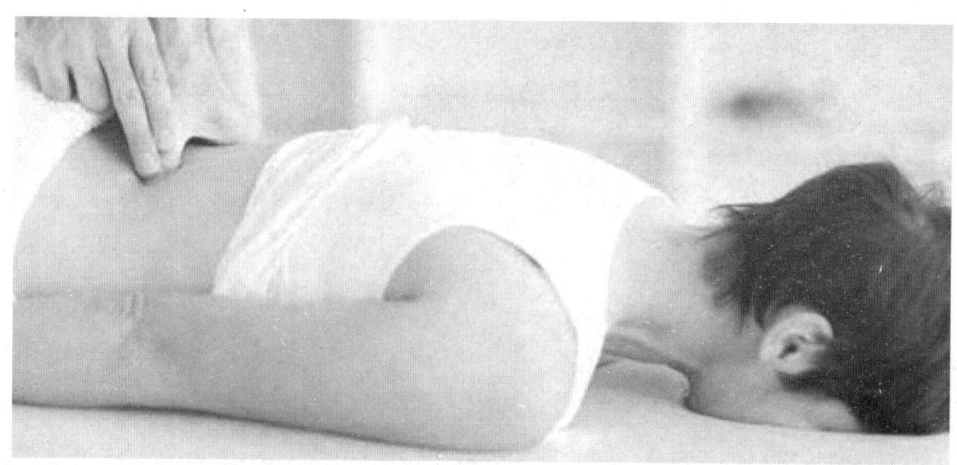

● 腰部生理构造图解

从腰部不同部位构造图中我们可以更直观地认识和了解我们的腰。

腰椎的构造

人体椎骨的形态结构基本相似，都是由1个椎体、2个椎弓根、2个椎弓板、2个横突、2对关节突和1个棘突组成，腰椎骨也不例外。

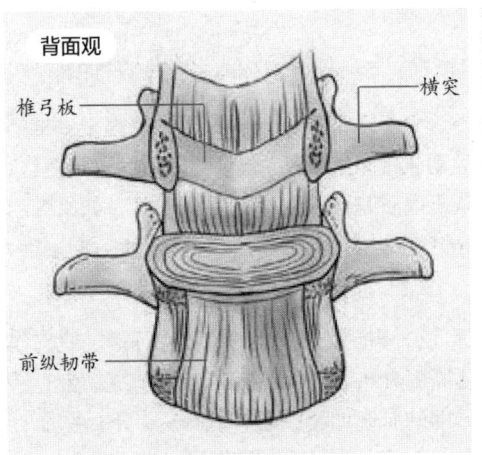

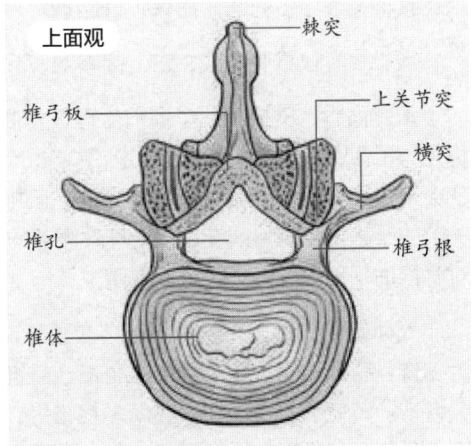

腰椎的韧带分布

前纵韧带形成坚固的膜状韧带；后纵韧带构成椎管的前壁；黄韧带处在相邻椎板之间；棘上韧带连接相邻棘突的深部，主要是保持躯干的直立。

腰椎及腰部软组织

在腰部，参与和支配脊柱运动的肌肉、肌腱腱鞘、连接椎体的韧带、腰背筋膜、滑膜及关节囊等统称为腰部软组织。

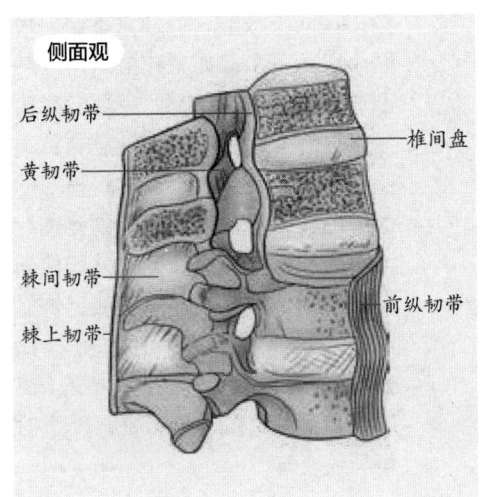

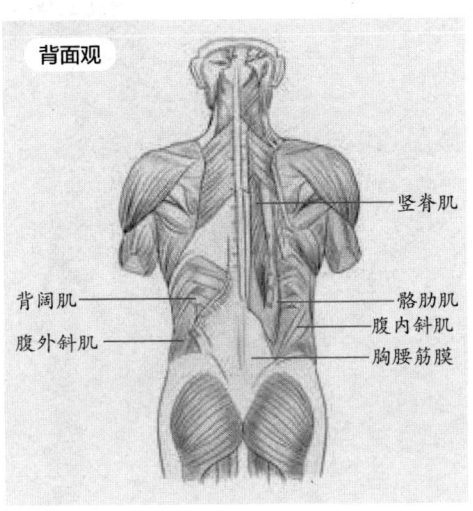

腰椎使人能够直立行走

从生物力学上来讲，腰椎虽不如颈椎灵活，也比不上胸椎稳定，但其在整个脊椎活动中却起着关键的、不可替代的作用。它肩负着支撑和连接胸椎、髋部、下肢的重任，同时对身体有缓震以及维持运动、平衡的作用，是人们在生活中活动最多的部位之一。因此腰椎很最容易受伤，而保护好腰椎对每个人都很重要。

腰椎由 5 块椎骨组成，它上接胸椎、下连骶椎，与骶椎一起构成了整个脊椎的底座。

从侧面看，腰椎有一个向前生理性弯曲，这个生理曲度十分有利于维持整个脊椎的稳定与平衡，使得人能够直立行走，并能减小运动所带来的震荡。一旦腰椎弧度发生变化，就会引起相应部位的慢性劳损性疼痛；腰椎从正面看是两侧对称的笔直形状，如果骨或关节的结构发生侧弯改变，就会导致腰部的运动受限，如翻身困难、弯腰或者后仰困难，对脊椎的平衡和稳定产生负面作用。

人体躯干有约 2/3 的重量都落在腰部，因此，腰椎拥有粗大的椎体和强健的肌肉作为支持：腰部椎间盘较其他部位更厚，且椎体周围分布着坚固的韧带，如前纵韧带、后纵韧带、黄韧带、棘间韧带和棘上韧带等；腰部的肌肉如背阔肌、骶棘肌、下后锯肌、腰大肌和腰方肌等也更为强壮，腹和臀部肌肉也有一定的间接支持作用。

腰椎有保护脊髓末端和马尾神经的作用。脊髓在椎管中一般只到第一腰椎下缘的高度，在以下的腰椎管中主要是脊髓分支出来的控制人体生殖系统的神经和下肢的运动神经，形成马尾神经丛，逐次从相应的椎间孔分出，形成分节段的控制。

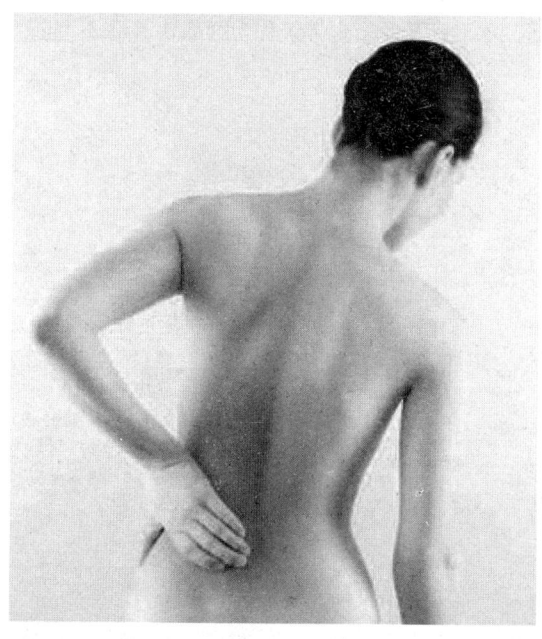

大部分的人在一生中都会有过腰腿痛的经历，一般由肌肉受伤而引起。疼痛并不一定很剧烈，偶尔会出现向下放射，但通常不会超过两个以上关节。如果疼痛从腰或臀部放射到小腿或足部，就要怀疑为腰椎损伤所致了。当腰椎受伤错位，压迫马尾神经或者引起神经根部的炎症时，会产生比较剧烈的疼痛，沿着大腿、小腿的后侧或外侧伸向足部放射，常常会伴有下腰迟钝、麻木、无力等症状以及消化管道（部分结肠和直肠）和盆腔内内脏（泌尿生殖系统）的功能紊乱，严重时可导致瘫痪。

4 招自测腰痛病

腰痛病在我们的生活中变得如此普遍，可我们在忙碌的工作中又没有时间去医院检查，所以在这里，我们介绍几种简单的方法，您自己就可以检测一下是否有腰痛病的症状。

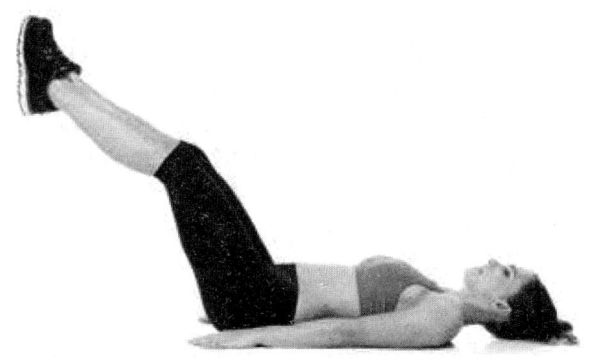

● 方法一：手掌观测法

手掌中的腰椎区主要反映腰肌、腰骶椎的病症，从中我们可以看出是否患有腰椎间盘突出、腰痛、腰扭伤等疾病。

● 方法二：身体检视法

（1）身体平躺，眼睛直视上方，手脚伸直，请他人将你的脚跟并拢，看是否有长短脚。

（2）身体平躺，眼睛直视上方，手脚伸直，看胸部是否有倾斜或大小边。

（3）趴在床上，头与身体保持同一高度，手脚伸直，看屁股是否有大小边。

上述情况中，如果您发现任何一种不妥，而您曾经没有跌倒或撞击腰部，那么很可能是髋骨错位，也就是骨盆歪斜所造成的，要及时治疗。

● 方法三：摸清疼痛规律

95%的腰椎间盘突出症患者都会出现从腰到腿过电似的疼痛。随着打喷嚏、咳嗽、用力排便等动作的进行，疼痛会加剧；走路、弯腰、屈膝等也会让疼痛更剧烈，但屈膝或屈髋躺卧休息时疼痛感减轻，这很大程度上是腰椎间盘突出症引起的。

● 方法四：直腿抬高测试

测试者躺在床上，双手自然垂放在身体两侧，然后腿伸直向上抬，膝盖不能弯曲。另一个人记录测试者的抬高角度，即下肢与床面的角度，正常人直腿抬高的范围在80°～90°。如果抬高不到60°，同时腿后侧出现放射性疼痛，说明您有腰痛病症状。

腰痛形成原因大搜索

在传统意义上,腰痛代表了一种老化现象,但现在,腰痛病成了现代人的一种常见病,种种原因造成了腰痛病患者的急剧增长,下面就让我们详细了解一下形成腰痛病的原因。

● 人体脊骨的弯曲形状

脊骨的过度活动是形成腰痛的原因之一。当我们弯腰时,是第四和第五腰椎在弯曲,当上半身弯曲 90° 时,我们的第四和第五腰椎就要弯曲 45°,腰椎活动范围的大小就决定了支撑肌肉负担的大小,一旦负担累积,弯曲幅度长期大于 45°,就会造成疲劳过度,很容易引起腰痛。

● 脊椎的分离

脊椎分离的情况主要发生在从事剧烈运动的人身上,出现这种现象的主要原因是椎骨关节的一部分引起骨折或分离,在此状况下,人体会感到腰部笨重酸疼,严重的话还会觉得脚部麻木疼痛。

● 腰椎的变形

变形性腰椎疼痛以早上起床时腰疼、腰部僵硬不灵活为主要表现,这主要是由椎间盘的老化引起的。椎间盘在老化后会失去原有的弹性,再加上脊骨的压力而逐渐被压扁,但是椎间盘一旦受到刺激,椎体四周的骨质就会增生,出现小刺(骨刺)的突出。这种突出使支撑脊骨的肌肉变弱时,就会引发慢性的腰痛。

● 脊椎管狭窄

脊椎管是人体腰椎中间血管与神经通过的地方,位于脊骨背侧,骨髓也从脊椎管通过,一旦脊椎管出现异常,如变窄,就会压迫马尾神经、神经血管,从而出现腰痛麻木、脚痛等症状。这种腰痛病症在脊椎管本来就狭小的人身上比较常见,另外因年龄的增长,脊椎管随之发生变化的人也是脊椎管狭窄的主要病发人群。

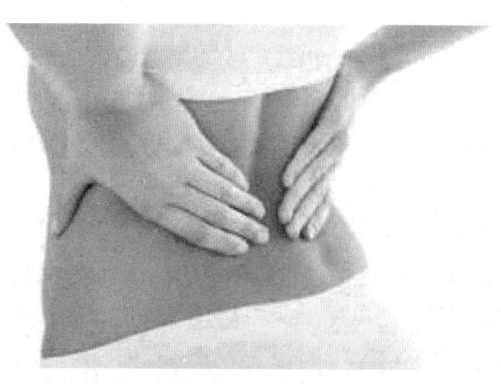

● 腰痛症病因图解

　　腰部骨骼的各种变化都是造成腰痛的原因，从下面的图中我们可以看到骨骼到底发生了怎样的变化导致出现了腰痛感。

人体脊骨弯曲

　　当上半身弯曲90°时，第四和第五腰椎就要弯曲45°，腰椎活动范围的大小就决定了支撑肌肉负担的大小，一旦负担累积，疲劳过度，就很容易引起腰痛。

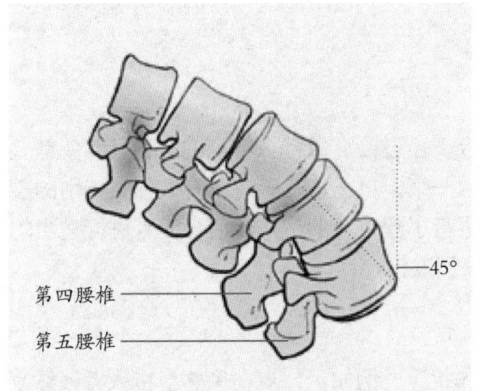

脊椎分离

　　这是一种因为椎骨关节的一部分出现骨折或分离的状况，使人感到腰部笨重酸疼，严重的话还会觉得脚部麻木疼痛。

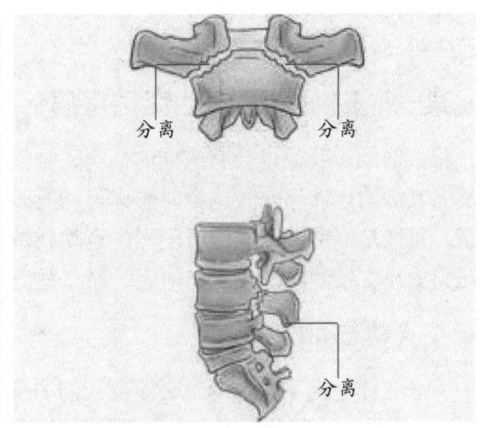

腰椎变形

　　椎间板老化失去原有弹性，再加上脊骨的压力而逐渐被压扁，受到刺激后，椎体四周的骨质就会增生，会出现小刺的突出，引发慢性的腰痛。

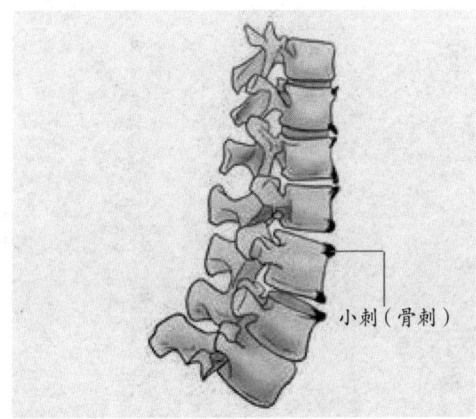

脊椎管狭窄

　　骨髓从脊骨背后的脊椎管通过，一旦脊椎管出现异常，如变窄，就会压迫马尾神经，出现腰痛麻木、脚痛等。

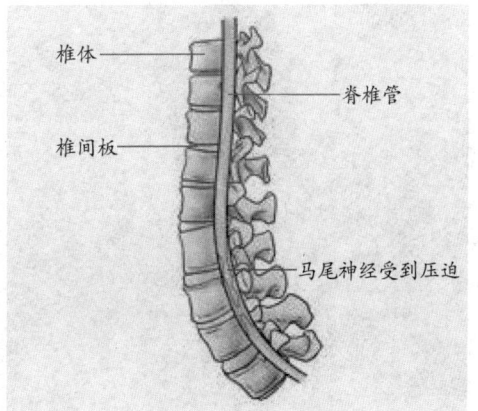

无征兆的突发腰痛是怎么回事？

突发性腰痛在疼痛前期并没有任何征兆，突然间就疼痛起来，这很容易在搬东西、身体弯曲、突然站起来的情境下出现，仔细来研究的话，这类腰痛的形成可以归结为以下几个原因：

● 因某一动作突然引发

这种情况是最常见的，比如人们在搬重物或抱孩子的时候，因为事先在心里对要负担的重量低估了，所以在猛然间负重时，本来预计使出的力气没有能够搬起重物，腰部突然承受过大的负担，这样就会扭伤腰部，或者导致肌肉附近所包裹的筋膜发炎，进而产生疼痛。

● 某一时刻没有理由地突然疼痛

很多时候，我们也会有这样的情况，觉得今天自己没有做什么特别的事，可腰就是莫名其妙的疼痛起来。这个时候你可能要回想一下，自己这几天有没有做什么特别的事了，可能是你前一两天做了剧烈的运动或是进行了超负荷的工作，而又没有进行适当的压力放松，致使肌肉或肌肉附近的筋膜发炎，引发疼痛感。

● 个人体型的变化

个人体型的突然改变也会改变我们的身体状况。例如，体重在突然增重或者突然减轻时，当然这个轻重的变化是针对一两个月前的自己而言的。短期内体重急剧增加的话，已经习惯原本体重的肌肉、关节、韧带等部位在这个时候就必须要承担更重的负荷，更加劳累，因此就会更容易产生腰痛。

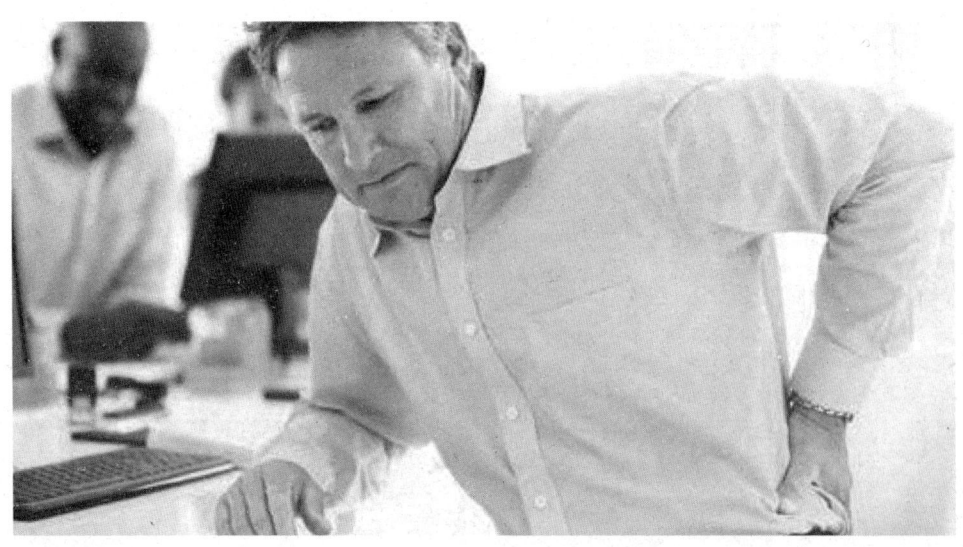

突发腰痛的实用缓解妙招

　　对于突发的腰痛有很多方法可以缓解，在这里给大家介绍几种既简单又方便操作的方法，以供大家在生活中使用，但疼痛严重时，请及时就医。

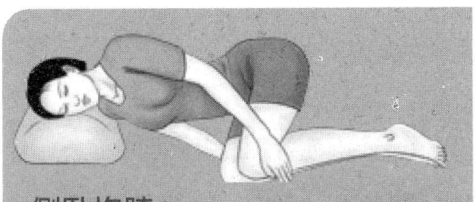

● 侧卧抱膝

侧卧姿势躺在床上，同时双手抱住膝盖向腰部靠拢，就像猫背部蜷起的姿势一样，可以抑制疼痛。

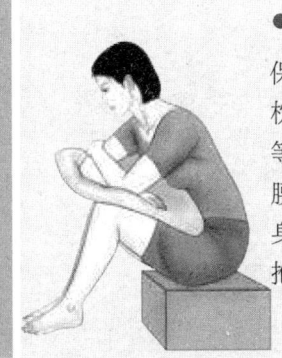

● 弯腰坐姿

保持坐姿，抱住抱枕或者枕头、坐垫等让上半身前伸。腰部拱起，呈上半身的重量被怀中的抱枕吸收的姿势。

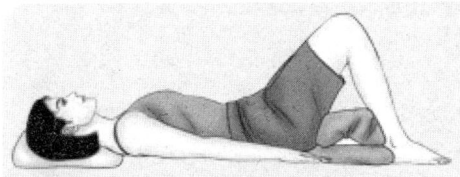

● 屈膝平躺

在硬度适合的地方，使腰部不会向下低陷，屈起膝盖，并在膝盖下方垫一个枕头。

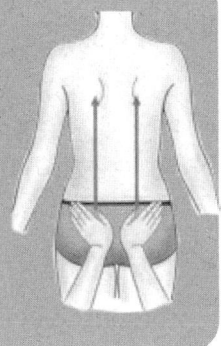

● 轻柔按摩

在疼痛的部位，用双手以轻柔摩擦的力量由下向上慢慢按摩，可根据疼痛的程度增加或减轻力量。

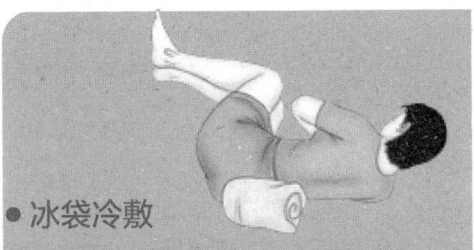

● 冰袋冷敷

侧躺，双膝弯曲，用毛巾把冰袋或装了冰块的塑料袋包裹住，放在腰痛处，注意不能让冰块直接接触皮肤，不宜长时间使用。

● 就地取材

如果在楼梯间腰部突然疼痛，一手扶着楼梯扶手，同时将疼痛侧的脚放在高一阶的楼梯上。

阅读腿部简历，了解腿部结构

人体下肢包括大腿、小腿、膝关节、踝关节、足等几部分，认识人体下肢的结构，有助于更好地保护它，为我们的生活提供更好的服务。

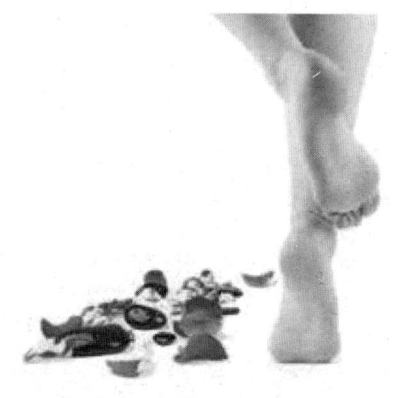

● 腿部的组织结构

腿是人体的重要运动器官，其表面有丰富的肌肉、血管、筋膜、韧带和神经，大腿和小腿则通过膝关节得以连接。

● 构成膝关节的四个骨骼

在下肢的结构中，具有屈曲功能的膝关节是最重要的组成部分。膝关节是由大腿骨、腓骨、胫骨、膝盖骨四个骨骼所构成的。在关节的周围，由所谓关节包的袋子所包裹，里面充满关节液。膝盖外侧的软骨就像海绵，利用恢复原状的弹性吸收营养素。

● 下肢的肌肉

下肢的活动，离不开下肢肌肉的支撑。大腿和小腿肌肉可以辅助膝盖弯曲或伸直，还能协助身体维持一定的姿势。但肌肉的力量会随着年龄增加而渐渐衰退，如果不注意保养，这些支撑着身体的重要肌力就会逐渐流失。这样势必会造成膝关节必须独自承担全身的重量和动作，久而久之，膝盖就会产生酸痛的感觉。

● 踝关节的结构

踝关节是人体下肢的另外一个重要关节，由胫骨、腓骨下端的踝关节面和距骨滑车组成。胫骨下端向内和向下突出的部分称为内踝和后踝，腓骨下端的突出部分称为外踝，它们共同构成踝穴。

踝关节是参与人体负重的主要关节之一，其活动多，韧带多，关节面也多，很容易发生关节扭伤、韧带损伤、骨折或关节软骨损伤等，必须注意保护。

● 足部的结构

人体足部由骨骼、关节、肌肉和结缔组织组成，有内侧纵足弓、外侧纵足弓、横足弓三个足弓，这三个弓共同支撑并维持着身体的平衡。一般而言，我们所说的扁平足就是指内侧足弓的缺失。

● 下肢肌肉、足部构造图解

认识和治疗腿部疾病，先从认识下肢的结构开始。下图所示为下肢的肌肉构成和足弓，以及足的支撑点。膝盖是下肢较为重要的部分，其结构单列一节加以介绍。

下肢主要肌肉

下肢的活动离不开肌肉的参与，下肢肌肉主要有股四头肌、腘旁肌群、腓肠肌。

股四头肌： 位于大腿前面，伸直膝盖和伸直下肢的时候会使用到。

比目鱼肌： 因形似比目鱼而得名。

阿基里斯腱： 人体最大的肌腱。

阔筋膜张肌： 位于大腿外侧。

股二头肌： 位于大腿后面。

腓肠肌： 位于小腿后面。

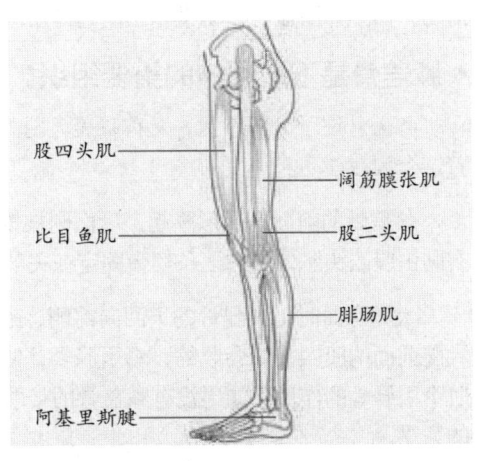

足的三个弓

足弓由内侧纵足弓、外侧纵足弓、横足弓三个弓组成，它们各自对人体起着不同的作用。

横足弓： 横贯整个脚掌。

内侧纵足弓： 从脚的内侧，一直向前延伸到前四个脚趾。

外侧纵足弓： 承受着身体的小部分重量，同时起平衡身体的作用。

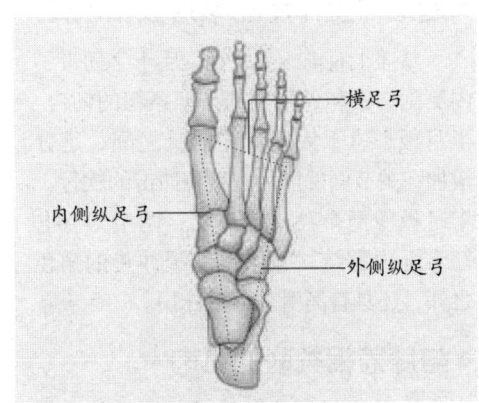

足的三个支撑点

人体足部主要有三个支撑点，它们各自承受着人体不等的重量。

第一趾骨头： 承受人体的重量仅次于脚后跟。

第五趾骨头： 承受最少的重量。

足跟： 承受人体大部分重量。

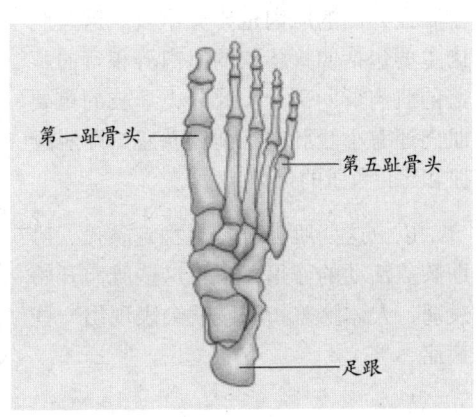

膝盖是人体的轴承

膝盖是人体下肢最主要的关节之一，起着支撑身体和帮助活动下肢的作用。下肢的活动，离不开膝盖骨、韧带和肌肉的作用。

● 膝盖骨是下肢屈伸的重要组织

膝盖骨位于大腿骨上，又称膝盖大腿关节。在大腿骨的表面有浅沟，膝盖骨就是沿着这个沟在移动。

膝盖骨的前面是凸形隆起，后面则被软骨所覆盖，外面附着有股四头肌，下面和左右则由股四头肌伸出的三条韧带固定在关节上。

人脚弯曲时，大腿骨的下面向前侧，膝盖骨和大腿骨的下面相对；伸直脚时，位于大腿前面的股四头肌会收缩，牵引胫骨，使脚伸直。此时，膝盖骨还承担着帮助股四头肌牵引胫骨的作用。如果没有膝盖骨的帮助，股四头肌为了牵引胫骨，就需要多花30%的力量。

● 起缓冲垫作用的半月板和软骨

膝盖上有前十字韧带、后十字韧带、内侧副韧带和外侧副韧带四条粗的韧带。半月板，位于大腿骨和胫骨之间，是分散加在关节面的压力、缓和冲击的软骨。半月板像两个英文字母C，两个C字以韧带强力黏结，除了扮演缓冲垫的角色之外，还具有润滑关节的作用。

● 与膝盖相关联的肌肉

除了膝盖骨、半月板、软骨外，位于膝盖外围的肌肉也十分重要。这些肌肉主要包括伸直膝盖的肌肉群和弯曲膝盖的肌肉群两部分。此外，下肢的重要肌肉还有小腿肚的小腿三头肌，即腓肠肌和比目鱼肌的合称。

以上这些肌肉群具有稳定膝盖、协助膝盖活动的作用，一旦这些肌肉开始衰弱，人体膝盖和下肢就会表现出一些病症。

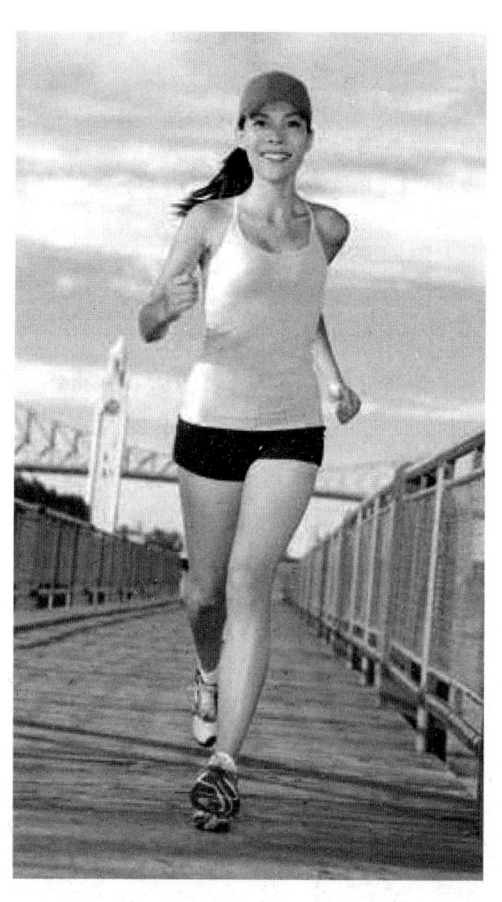

● 膝关节的生理构造图解

膝关节的功能与它的构造有着密切关系，下面介绍一下膝关节的大致构造，以及膝关节的重要组成部分半月板的构造。

膝盖周围的韧带及其功能

膝盖周围的韧带围绕在四个方向，共同支撑着膝关节，可以防止膝关节朝其他方向移位或过度倾斜。

前十字韧带：防止膝盖往前方移位和扭转。

后十字韧带：防止膝盖往后方移位。

外侧副韧带：防止膝盖左右移位和过度倾斜。

内侧副韧带：防止膝盖左右移位和过度倾斜。

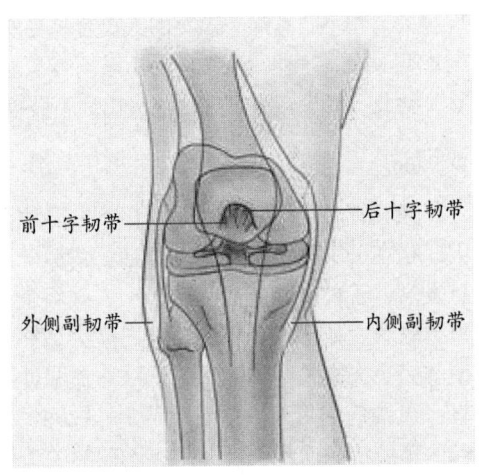

半月板的构造

半月板具有稳定膝关节、分散膝关节负荷力、吸收膝关节营养的作用。正由于半月板的存在，才保证了膝关节常年负重运动而不致损伤。

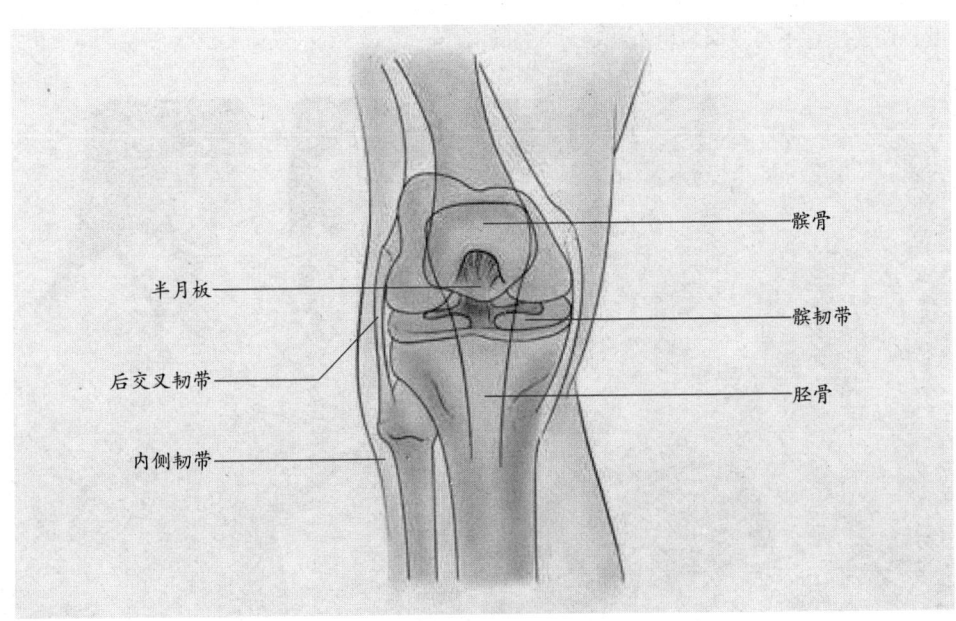

追查引起腿痛的"元凶"

引起下肢发病的原因多种多样，如风湿、骨质增生、半月板损伤等，特别是容易出现膝关节和下肢疼痛、僵硬的人更容易受伤。关节发炎、韧带损伤等也是造成下肢疾病的重要原因。此外，过量运动后肌肉容易酸痛，坐骨神经痛会牵引整个下肢出现疼痛症状，幼儿、青少年生长过快也会出现下肢疼痛。

● 风湿

风湿是引起下肢疾病的一个主要原因，是在关节滑膜上的慢性炎症。滑膜一旦发炎，各种酵素就会从中释出，破坏骨骼或软骨。如果发炎不断反复，就会最终使其完全失去关节的作用，无法弯曲和伸直。风湿病的男女发病比例为1：4，引起的下肢疾病通常表现为原因不明的关节疼痛、肿胀、僵硬。

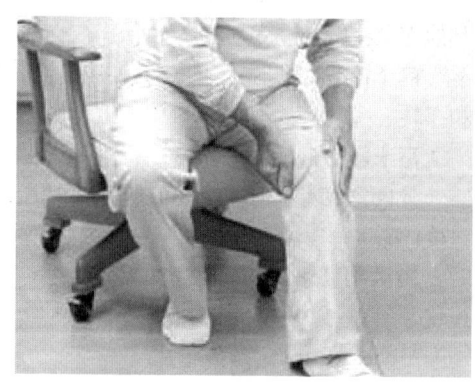

● 骨质疏松

骨质疏松症就是骨骼变得疏松、脆弱，表现为身高变矮、背部弓起。骨质疏松症的患者，容易跌倒和骨折。引起骨质疏松症的原因有高龄、钙不足、运动不足、维生素 D 不足等。骨质疏松症的女性患者多于男性，女性一般从 40 岁开始，80 岁以上的人群中有 2/3 的人患此疾病。预防方法是：从年轻时起就要注意储存骨盐量，延缓钙的减少速度，还要注意不要吸烟，也不能喝过量的咖啡。

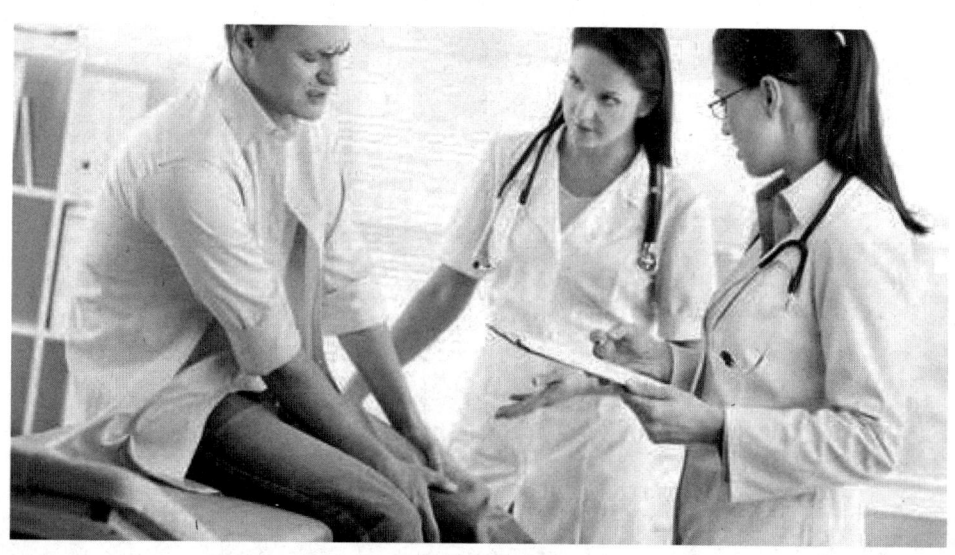

●骨质增生（骨刺）

骨质增生是骨关节边缘增生的骨质，好发于脊柱及负重关节，是关节的生理性退行性变化，其发生与年龄、关节创伤或退变等因素有关，常见于中老年人。从本质上说，骨刺是骨关节为适应应力变化而产生的防御反应，它可以使失稳的关节、脊柱趋于稳定。但如果增生的骨质对周围神经、血管及其他结构产生压迫时，则会出现疼痛等症状。

正常关节   病变关节

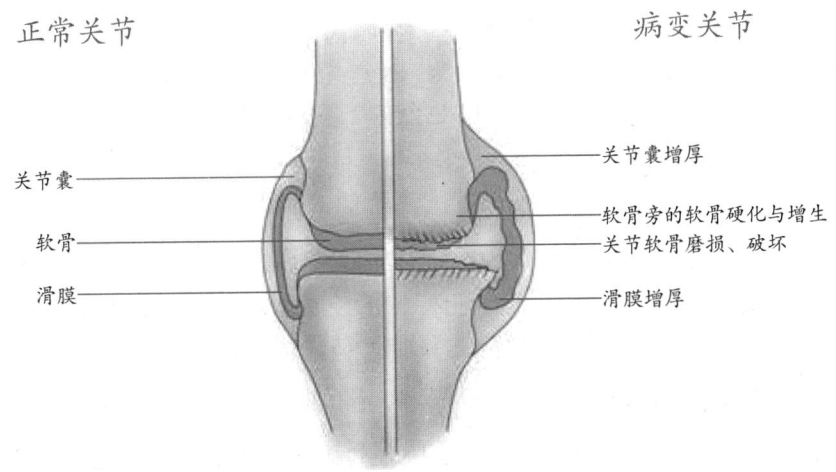

关节囊
软骨
滑膜

关节囊增厚
软骨旁的软骨硬化与增生
关节软骨磨损、破坏
滑膜增厚

●半月板损伤

半月板位于大腿和小腿的骨头之间，负责分散来自膝盖的压力，使关节的动作圆滑顺畅。由于半月板几乎没有再生能力，所以受伤之后就无法再恢复。运动、老化、跪坐过度等是其产生疼痛的主要原因。半月板对扭转动作的应变能力较弱，所以，重复进行扭转膝盖的动作时，半月板的受伤概率就会大大提高。

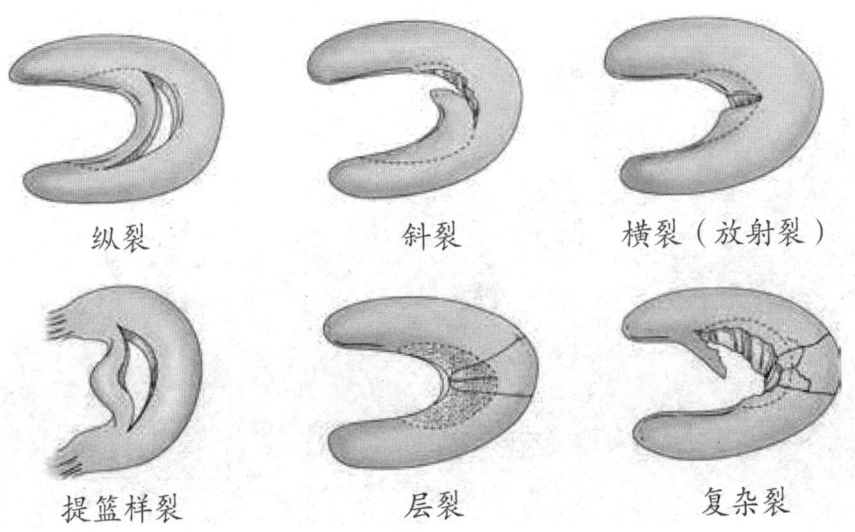

纵裂   斜裂   横裂（放射裂）

提篮样裂   层裂   复杂裂

●坐骨神经痛

坐骨神经是指从腰椎到骶椎各椎骨之间所伸出的神经束，它是人体最大的神经束，从腰部经过臀部，一直支配到下肢。当坐骨神经的根部受到压迫或发炎时，就会产生疼痛，这种疼痛不只存在于腰部，还会下达小腿肚、脚底等部位。

●变形性膝关节炎

变形性膝关节炎是引起膝盖疼痛的最主要原因，多因关节老化所致，而骨折和扭伤也可引发疼痛。随着年龄的增长，肌肉开始衰退，关节周围的软骨组织也开始衰退，逐渐丧失弹性，相应地，膝关节的动作也会变差。下楼梯时会有强烈的痛感，开始行走或走长路后疼痛会加重。

●韧带损伤

膝盖关节的前后左右由称为韧带的组织支撑着。韧带具有伸缩性，可以帮助身体完成很复杂的动作。如果韧带失去了伸缩性，就会伸展过度，导致骨头之间的撞击，从而产生疼痛的感觉。如果韧带本身被撕裂，膝盖一动就会产生剧烈疼痛。

●延迟性肌肉酸痛症

一般发生在体育锻炼24小时后，表现为肌肉酸痛，轻者仅有压痛，重者肌肉肿胀。此症的发生原因是骨骼肌的激烈运动或肌肉的过度使用，一般在24～72小时酸痛达到极限，5～7天后疼痛自动消失。

●幼儿、青少年生长痛

少数儿童在生长发育的过程中会出现间歇性的肢体疼痛（下肢较常见），称为生长痛。其发病年龄有两个高峰期，即3～5岁和8～12岁，发病原因与生长高峰期软组织结构相对缩短有关。

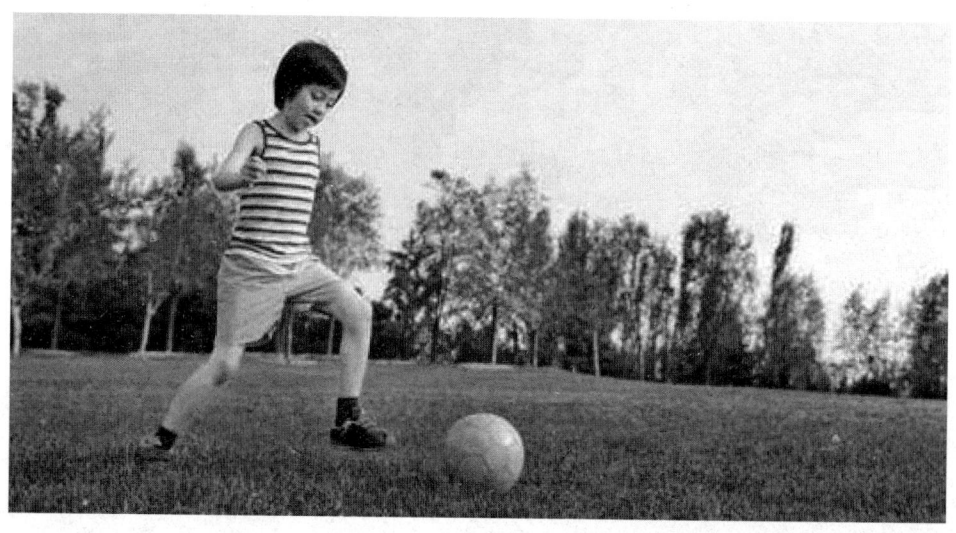

哪些人易"招惹"腿脚疼痛

　　腿脚的发病与很多因素有关，如肥胖、"O"型腿、老化、过度运动等。为了健康，我们应该做好保健工作，尽量预防这些病变。

●越肥胖的人越危险

　　肥胖是引起下肢疾病的一个重要原因。研究表明，人在走路时，会对膝盖造成3倍体重左右的压力，上下楼梯时会对膝盖造成7倍体重左右的压力。所以，身体越肥胖，对膝盖造成的压力也就越大。如果不能使自己保持标准身材，至少也让自己的体重维持在一个标准的数值上（身高减去100乘2），才能起到保护下肢、缓和下肢疾病的效果。

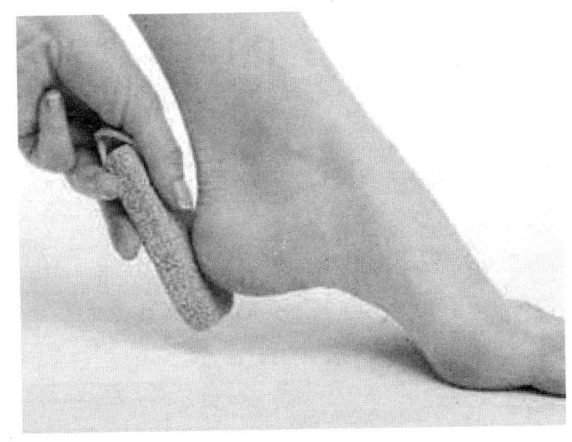

●"O"型腿的人也很危险

　　变形性膝关节炎患者80%以上是"O"型腿。正常的脚稍有X型倾向，从髋关节向脚踝以垂直向下的荷重线经过膝关节的中央，通过整个膝关节支撑身体。但"O"型腿的人荷重线偏向内侧，对膝盖内侧形成强大的压力，使人体下肢失去重心和平衡，从而使膝关节的内侧磨损，引起变形。

●肌肉力量弱、姿势不良的人需注意

　　肌肉或韧带如果开始衰弱，关节的稳定性就会受到影响，进而引起磨损、伤害。尤其是股四头肌衰弱的话，会使膝盖的屈伸和脚的活动受到影响。如果肌肉衰弱的人再采取不良姿势的话，就会加重肌肉的衰弱，给肌肉造成极大的负担。预防的方法是：经常做活动腿的运动，并培养正确的姿势。

●激烈的运动会对下肢造成损害

　　虽然运动可以锻炼肌肉，但剧烈的运动却会对下肢肌肉和膝盖造成伤害。所以，锻炼必须遵循正确的原则：运动量要由小渐大，运动方式有益于健康，运动时要以享受的心情去进行。做到了这些，你就保护好了自己的下肢。

第二章

穴位用得妙，
腰腿疼痛自然消

对于腰腿痛的治疗不应只是着眼于解决当前的痛楚，而应以"未病先防、既病防变，使人少发病或不发病"为其最终目的。中医经穴理疗以其自身的独有特点，无疑是最能体现这一理念的理想治疗方法。那么，了解一点理疗操作手法及腰腿保健祛痛特效穴就很有必要了。

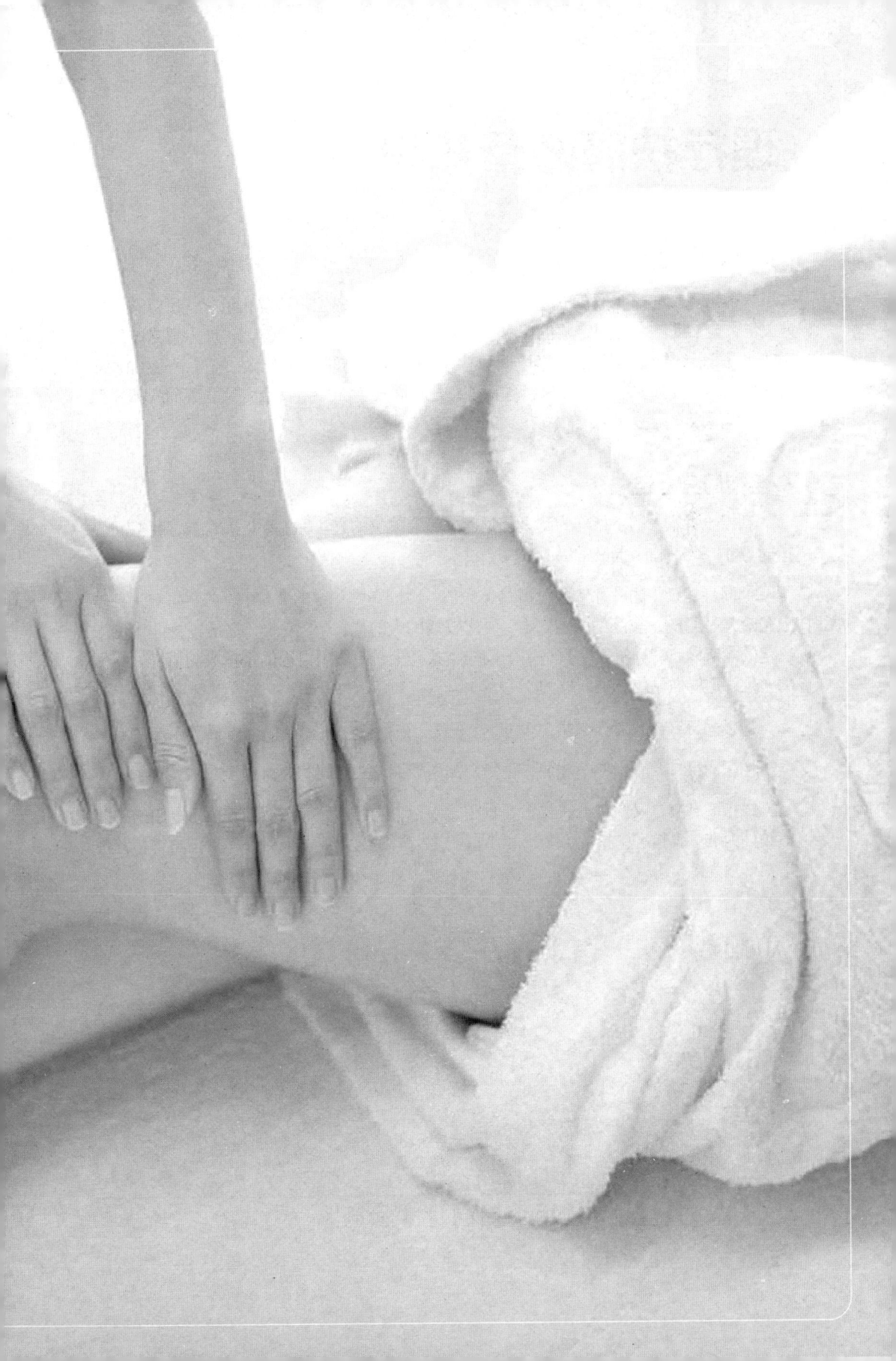

理疗祛痛必备知识

| 找穴是用穴的关键

人体出现疾病时我们可以通过点按人体的一些经络穴位来缓解和治疗，所以取穴尤为关键，自然而然穴位的定位也就成了重中之重。如果找对了穴位，再加上适当的操作手法，便可以缓解身体的各类疾病；但如果在一窍不通或是一知半解的情况下胡乱摆弄，则往往会弄巧成拙。所以，在进行中医理疗之前，要学会如何找准穴位。下面我们罗列一些常用的取穴方法。

●手指同身寸定位法

利用患者本人的手指作为测量的尺度来量取穴位的方法称为手指度量法，又称为"手指同身寸"，是临床上最常用的取穴、找穴方法。

"同身寸"中的"寸"并没有具体数值。"同身寸"中的"1寸"在不同的人身体上长短是不同的，较高的人"1寸"要比较矮的人的"1寸"要长，这是由身体比例来决定的。所以，"同身寸"只适用于同一个人身上，不能用自己的手指去测量别人身上的穴位，这样做是找不准穴位的。

拇指同身寸：大拇指横宽为 1 寸。

中指同身寸：中指中节屈曲，手指内侧两端横纹头之间的距离为 1 寸。

横指同身寸：又叫"一夫法"，食指、中指、无名指和小指四指并拢，以中指中节横纹处为准，食指、中指、无名指和小指四指指幅横宽为 3 寸；另外，食指与中指并拢指幅横宽为 1.5 寸。

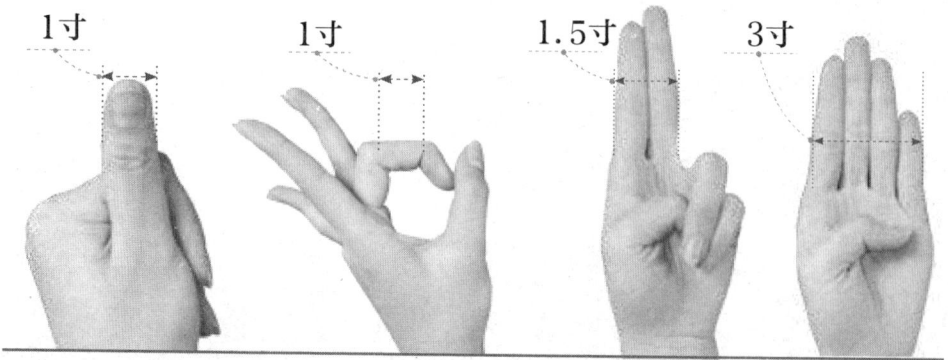

常用手指同身寸示意图

●骨度分寸定位法

　　此法始见于《灵枢·骨度》篇。它是将人体的各个部位分别规定其折算长度，作为量取腧穴的标准。如前后发际间为 12 寸，两乳间为 8 寸，胸骨体下缘至脐中为 8 寸，耳后两乳突（完骨）之间为 9 寸，肩胛骨内缘至背正中线为 3 寸，腋前（后）横纹至肘横纹为 9 寸，肘横纹至腕横纹为 12 寸，股骨大粗隆（大转子）至膝中为 19 寸，膝中至外踝尖为 16 寸，胫骨内侧髁下缘至内踝尖为 13 寸。

●体表标志定位法

　　固定标志：常见判别穴位的标志有眉毛、乳头、指甲、趾甲、脚踝等。如神阙位于腹部脐中央，膻中位于两乳头中间。

　　动作标志：需要做出相应的动作姿势才能显现的标志，如张口取耳屏前凹陷处即为听宫穴。

●徒手找穴法

　　触摸法：用大拇指指腹或其他四指、手掌触摸皮肤参考度量，也是找穴的一个好方法。如果有疼痛或硬结，那可能就是穴位所在。

　　抓捏法：用食指和大拇指轻捏，当捏到经穴部位时，会感觉特别疼痛，而且身体会自然地抽动，想逃避。

　　按压法：对于在抓捏皮肤时感到疼痛想逃避的部位，再以按压法确认。如果指头碰到有点状、条状的硬结就可确定是经穴所在的位置。

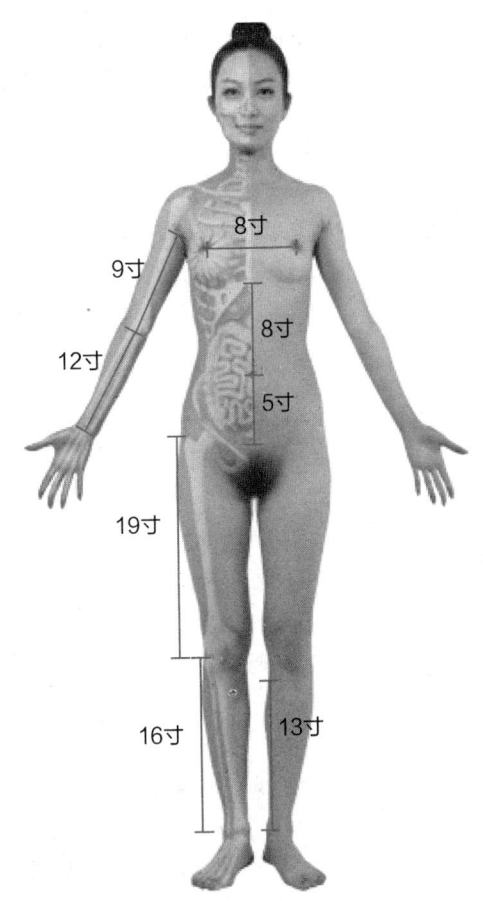

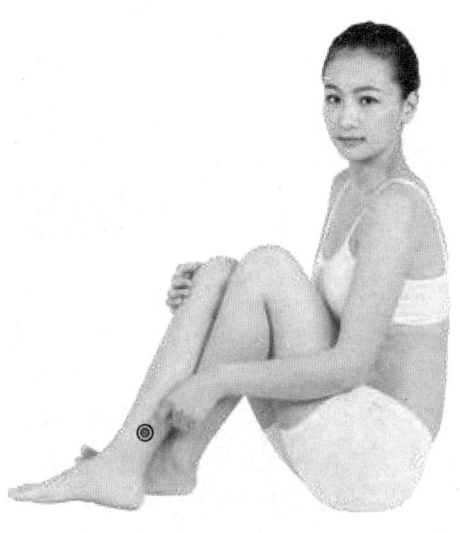

古法按摩轻松搞定腰腿痛

按摩能调节机体的平衡和神经功能，改善血液循环，促进炎症和水肿的消退，整骨理筋，解痉止痛，润滑关节，松解粘连，提高人体的抗病能力。下面为大家详细介绍按摩的各种手法，让您一目了然。

● 捏法

捏法是指拇指、食指和中指相对用力，提捏身体某一部位皮肤肌肉的按摩手法。捏法的动作和拿法相似，只是用力较轻微，动作较小。捏法适用于头部、颈部、四肢和脊背，具有活血化瘀、舒筋活络、安神益智的作用，能够治疗消化不良、月经不调等。

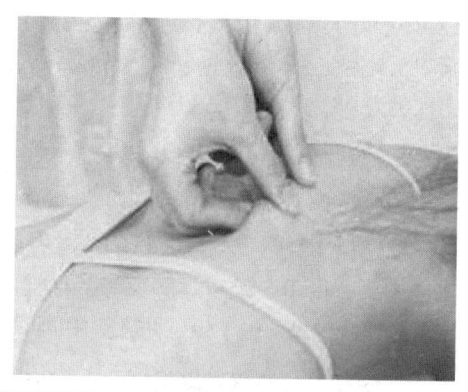

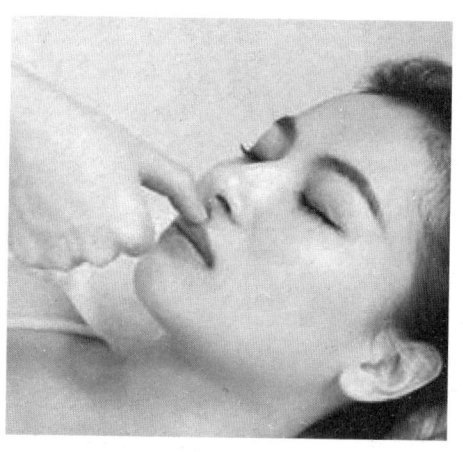

● 掐法

掐法是指将拇指指甲在一定的部位或穴位上用力按压的一种按摩手法。掐法适用于面部及四肢部位的穴位，是一种强刺激的手法，具有开窍解痉的功效。如掐人中穴可以解救中暑及晕厥者。

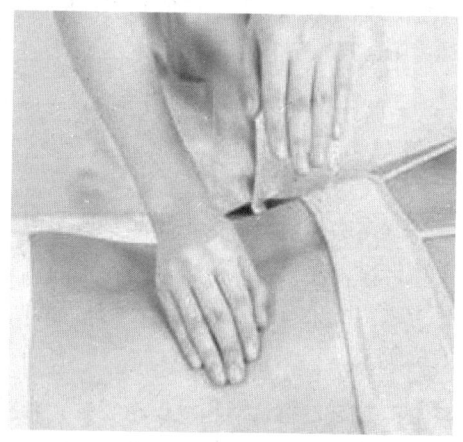

● 拍法

用虚掌或适用的拍子拍打体表部位，多作为治疗的辅助手法，可用于全身各部，但是胸腹部极少运用。

● 按法

将指、掌或肘深压于体表一定部位或穴位的按摩手法，称为按法。按法是一种较强刺激的手法，有镇静止痛的作用。指按法适用于全身各部位穴位，掌根按法常用于腰背及下肢部位穴位；肘按法压力最大，多用于腰背、臀部和大腿部位穴位。

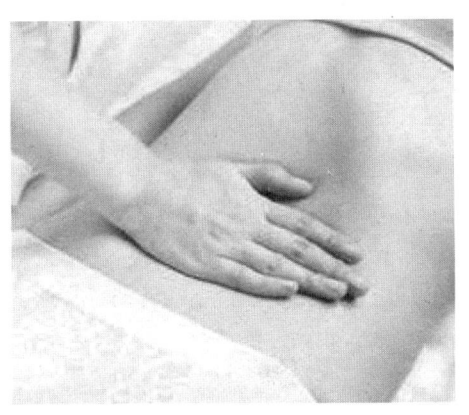

掌按法：将掌根或全掌着力于体表某一部位或穴位上，逐渐用力下压，称为掌按法。

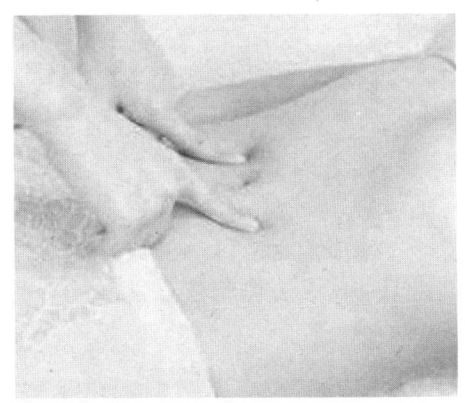

指按法：将手指着力于体表某一部位或穴位上，做一掀一压的动作，逐渐用力下压，称为指按法。

● 拿法

以单手或者双手的拇指与其余四指相对，握住施术部位，相对用力，并做持续、有节律的提捏方法，称为拿法。拿法主要用于颈部、肩背部及四肢部位。在临床应用的时候，拿后需配合揉摩动作，以缓解刺激引起的不适。

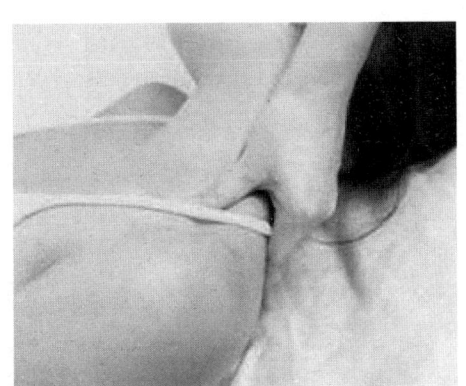

掌拿法：让拇指与四指分开，用掌部力量提拿按摩部位，手法要稳而柔和。

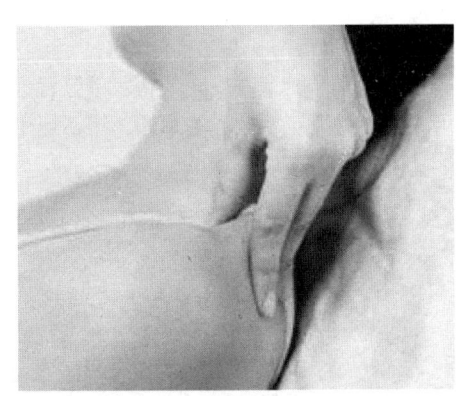

三指拿法：用拇指、食指和中指提拿按摩部位，做连续的提捏或揉捏。

● 揉法

揉法是指将指、掌、肘部贴附于人体表面某些部位或穴位，或在反射区上做柔和缓慢地回旋转动或摆动，并带动皮下组织一起揉动的一类按摩手法。

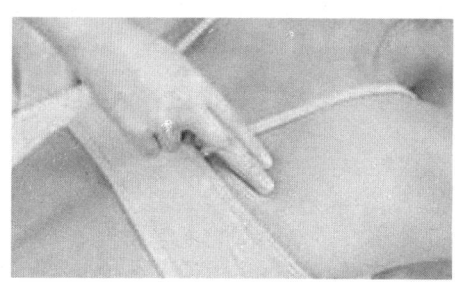

多指揉法：将食指、中指或多指并拢，用指腹吸附于按摩部位上，做腕关节回旋转动。

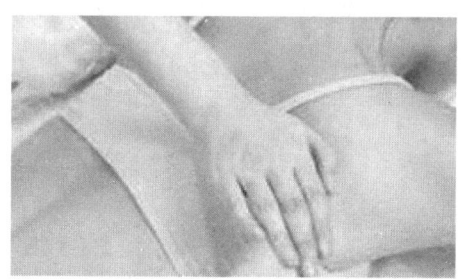

大鱼际揉法：将大鱼际着力于穴位上，以前臂为支点做主动转动，带动腕部做旋转动作。

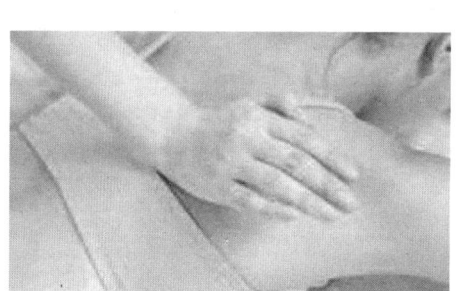

掌根揉法：将掌根吸附于穴位上，前臂摆动，带动腕部做回旋转动。

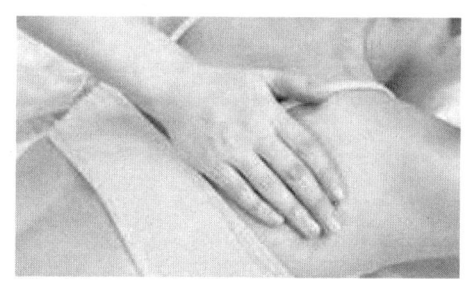

掌揉法：全掌紧贴于穴位上，前臂做摆动，带动腕部做回旋转动。

● 提拿法

将拇指和其余四指，或将双手分置于患部肌肉或肌腱上，用力向上提起并进行节律性拿提的按摩手法叫作提拿法，多适用于颈肩部、腰背部、小腿肚等部位。

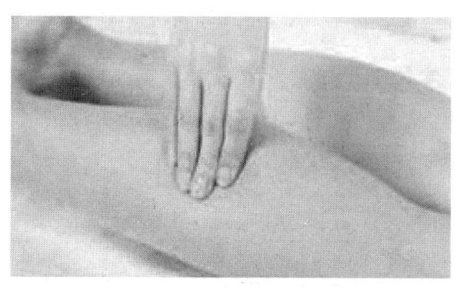

单手提拿法：将拇指和其余四指置于穴位上，向上提起并进行节律性拿提。

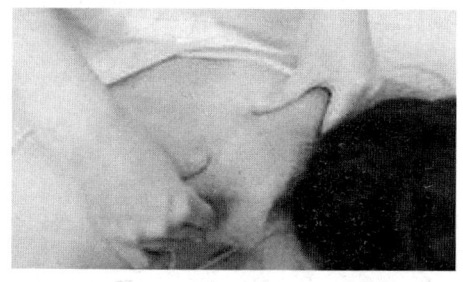

双手提拿法：双手置于患部肌肉或肌腱上，向上提起并进行节律性拿提。

● 推法

将指、掌、肘后鹰嘴突起的部位着力于一定穴位或部位，缓缓地进行单方向的直线推动的一种手法。

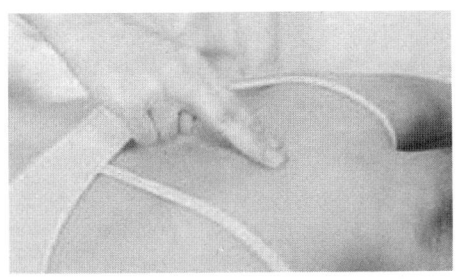

食、中指推法：食指、中指并拢，以指腹为着力部推穴位局部。

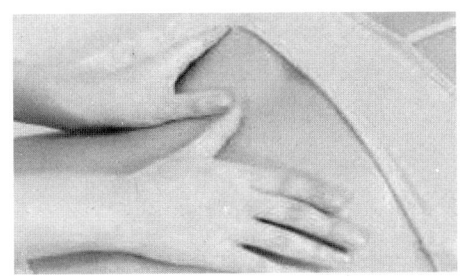

分推法：以两手拇指指腹自一点同时分别向左右直推。

● 按揉法

将指腹和掌根置于一定的部位上进行短时间的按压，再做旋转揉动或边按边揉的按摩方法叫作按揉法。按揉法能够开窍提神、调和气血、散寒止痛。

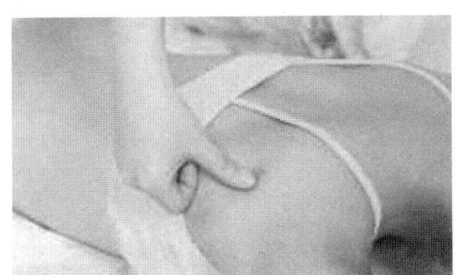

拇指按揉法：将拇指指腹置于施术部位进行短时间的按压，再旋转揉动或边按边揉。

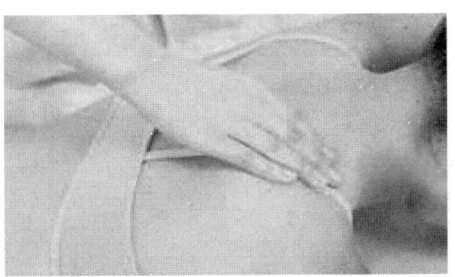

多指按揉法：将多指指腹置于施术部位进行短时间的按压，再旋转揉动或边按边揉。

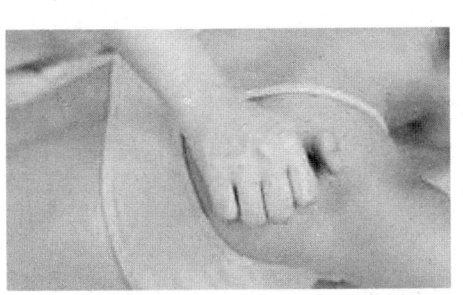

鱼际按揉法：将大鱼际或小鱼际置于施术部位进行按压，再揉动或边按边揉。

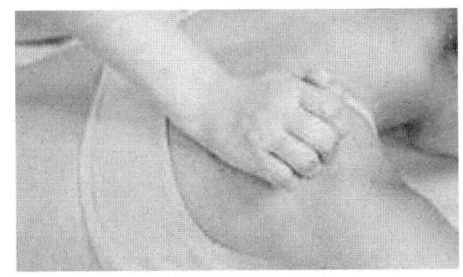

掌根按揉法：将手掌根部置于施术部位进行按压，再旋转揉动或边按边揉。

简易刮痧，疼痛自去

要刮痧首先要学会正确的持板方法，也就是握板法，否则刮痧时容易疲惫且效果不佳。正确的握板方法是：刮痧板的长边横靠在手掌心，大拇指和其他四个手指分别握住刮痧板的两边，刮痧时用手掌心的部位向下按压。

刮痧法根据刮拭的角度、身体适用范围等方面可以分为面刮法、平刮法、角刮法、推刮法、点按法、立刮法、按揉法等。

● 面刮法

手持刮痧板，向刮拭的方向倾斜30°～60°，将刮痧板的一半长边或全部长边接触皮肤，自上而下或从内到外均匀地向同一方向直线刮拭。

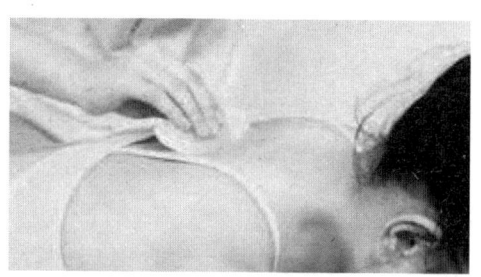

● 平刮法

手法与面刮法相似，只是刮痧板向刮拭的方向倾斜的角度小于15°，而且向下的渗透力也较大，刮拭速度缓慢。平刮法是诊断和刮拭疼痛区域的常用方法。

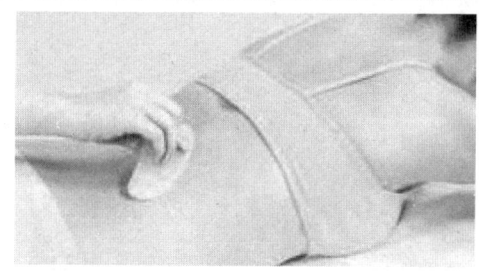

● 角刮法

使用刮板的角部在穴位处自上而下进行刮拭，刮板面与皮肤呈45°，适用于肩部、胸部等部位或穴位的刮痧。因为角刮法比较便于用力，所以要避免用力过猛而伤害皮肤。

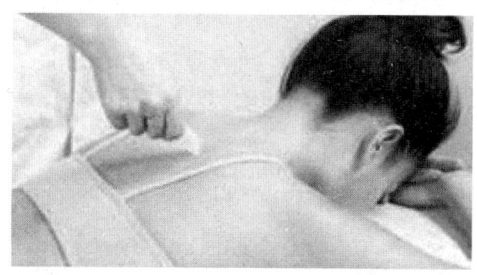

● 推刮法

推刮法的操作手法与面刮法大致相似，刮痧板向刮拭的方向倾斜的角度小于45°，压力大于平刮法，速度也比平刮法慢一点。

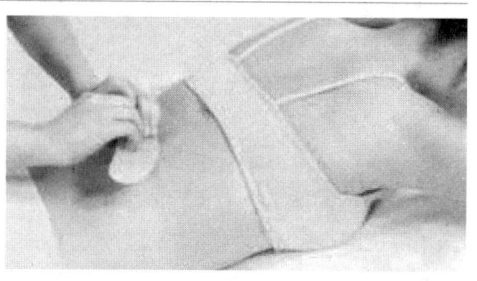

● 点按法

将刮痧板角部与刮拭部位呈 90° 向下按压，由轻到重，逐渐加力，片刻后快速抬起，使肌肉复原，多次反复。这种方法适用于无骨骼的软组织处和骨骼缝隙、凹陷部位，要求手法连贯自如，具有镇痛止痛、解除痉挛的作用。

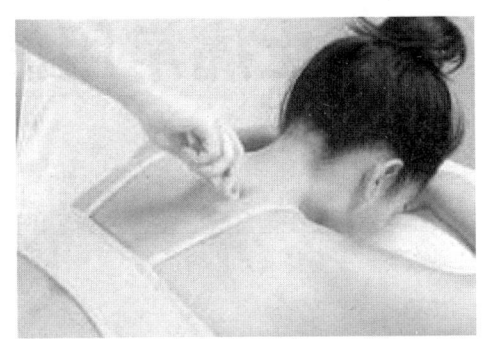

● 立刮法

刮痧板角部与刮拭部位呈 90°，刮痧板始终不离皮肤，并施以一定的压力，在约 1 寸长的皮肤上做短间隔前后或左右的刮拭，适用于头部穴位。

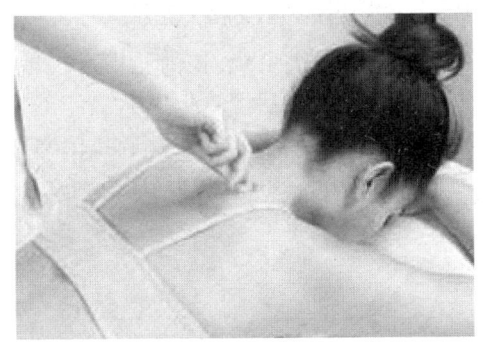

● 按揉法

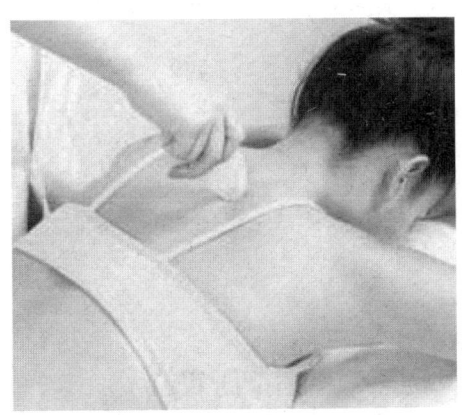

垂直按揉： 将刮痧板的边沿以 90° 按压在穴位上，做柔和的慢速按揉。

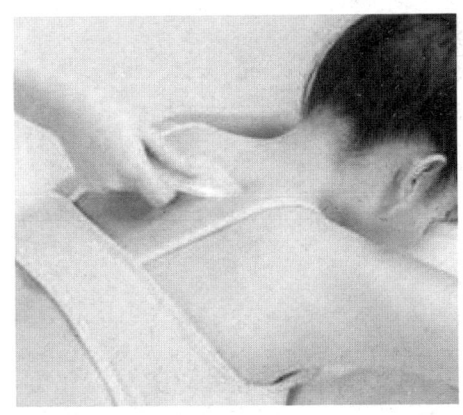

平面按揉： 用刮痧板角部的平面以小于 20° 的方向按压在穴位上，做柔和迟缓的旋转，刮痧板角部平面与所接触的皮肤始终不分开，按揉压力应当渗透到皮下组织或肌肉。

指压止痛常用的那些姿势

　　进行穴位按压时，如果讲究一些技巧，不仅可以使按压效果更加明显，而且也不会在按压结束后使手指有酸痛的感觉。简单来说，指压可以止痛、养护腰腿，但指压的手法很重要，主要有以下几种：

● 用两手的拇指按压穴位

　　左右手的拇指并拢，以拇指指腹来指压穴位。此时，要尽量伸直手指关节，这是使手指不感到疼痛的窍门。其他四指则起到支撑拇指的作用，避免拇指指尖翘起。

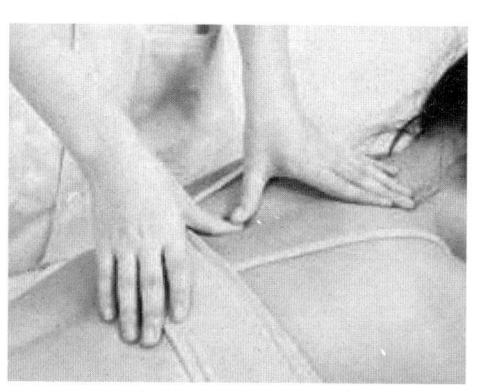

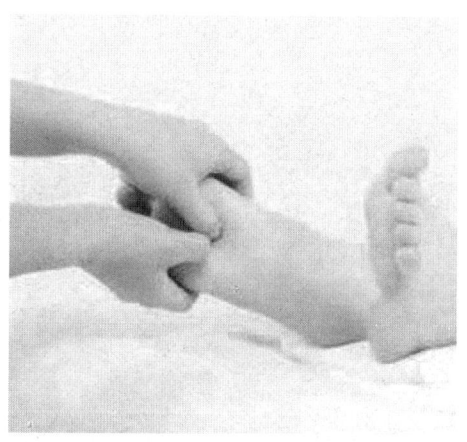

● 用拇指指尖按压穴位

　　如果想强烈刺激手指、脚趾及脸部时，弯起拇指关节用指尖指压是最好的方法。此时，其他的四指顶住肌肤，让拇指指尖能平均出力。

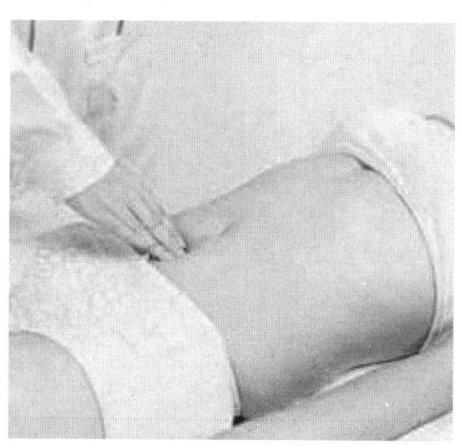

● 用三个手指按压穴位

　　将食指、中指、无名指并拢进行指压。但是过度的力道会使手指疼痛，即使伸直关节也要小心。此法虽然不会带来强烈的刺激，但是如此轻微的指压仍会让你感觉很舒服。

● 用指关节按压穴位

此方法是握紧拳头以食指的近端指间关节做指压。以手指指腹指压酸痛处时，如果手指疼痛，改用此法能助你轻松享受指压带来的舒适感，而且紧握拳头能使力道平均，可以利用指压颈部、手臂等部位来学习此种方法。

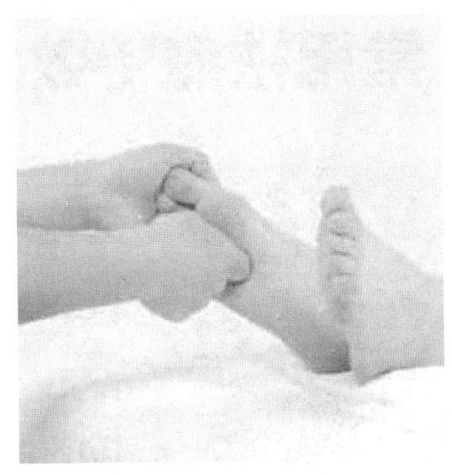

● 用拳头按压穴位

紧握拳头以凸出的关节做指压。此方法在自己徒手做背部指压时相当适用。将拳头置于背部下方，以自己身体的重量来施力，如能紧握拳头，则指压的手就不会有疼痛的感觉。同样也可将此法应用于颈部的指压上。

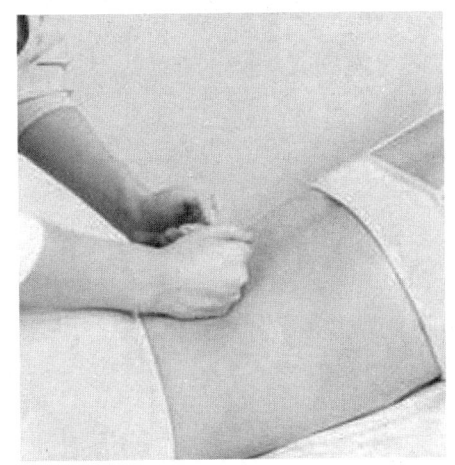

● 用手肘按压穴位

手臂弯曲，以手肘来施力能产生固定及较强的力道。尤其在脊椎两侧等较难指压的地方，手肘是最佳的工具。只是当你用体重来施力时，可能会用力过度，所以开始时要慢慢地施力，再依所需逐渐加强力道。

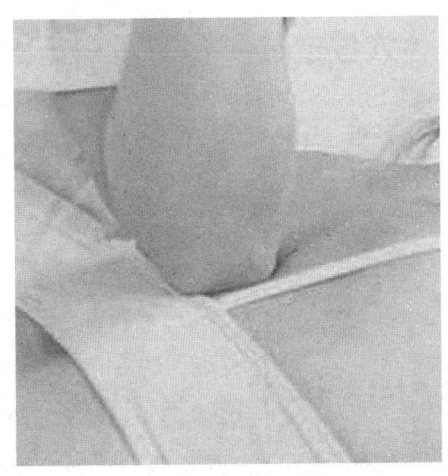

常用祛痛特效穴

命门
强健腰膝补肾阳

● **对腰腿的作用**

命门穴属督脉，位于腰部，腰为肾之府，且督脉起于胞中，贯脊属肾，故经常刺激本穴，不仅可以治疗腰骶痛及肾阳虚衰之下肢痿痹，还可以治疗遗精、阳痿、不孕、不育、月经不调等病症。

● **功效主治**

有补肾壮阳、强健腰膝之效，主治腰痛、脊强反折、下肢痿痹、遗尿、尿频、赤白带下、手足逆冷等病症。

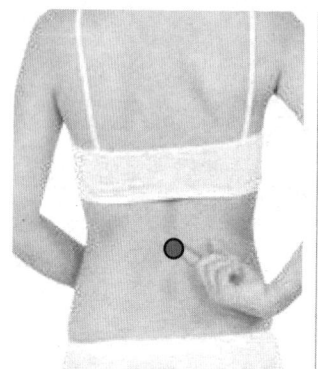

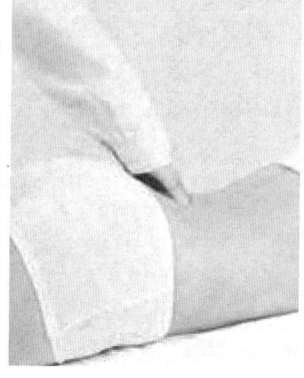

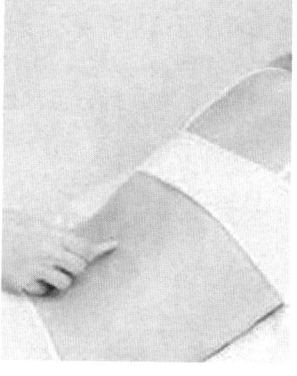

● **穴位定位**

位于腰部，裆后正中线上，第二腰椎棘突下凹陷中。

● **按摩方法**

用拇指指腹按揉命门100~200次，以局部有酸胀感为宜。

● **刮痧方法**

用刮痧板的侧边从上至下刮拭命门30次，力度由轻渐重，以局部皮肤潮红为度。

● **祛痛组合**

①**命门 + 肾俞 + 三阴交：** 有补肾壮阳、温肾通经的功效，能治由肾虚所引起的腰膝酸软、腰背痛等病症。

②**命门 + 丘墟 + 三阴交：** 有补肾强腰、益气补血的功效，能治腰肌劳损、腰骶疼痛等病症。

肾俞

益肾助阳强腰膝

● 对腰腿的作用

因腰为肾之府，故腰痛与肾的关系最为密切。肾俞穴是肾的背俞穴，具有培补肾元、强健腰膝的作用。肾藏精，精血是生命的根本，刺激肾俞穴，能促进肾脏的血流量，改善腰部的血液循环，达到强肾护腰的目的。

● 功效主治

有益肾助阳、强健腰膝之功效，主治腰膝酸软、急性腰扭伤、小便不利、水肿、月经不调、阳痿、遗精等病症。

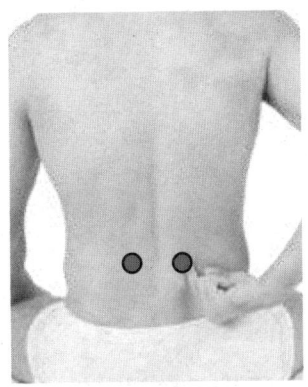

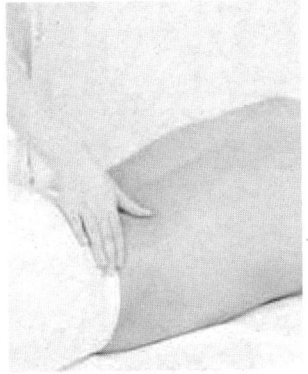

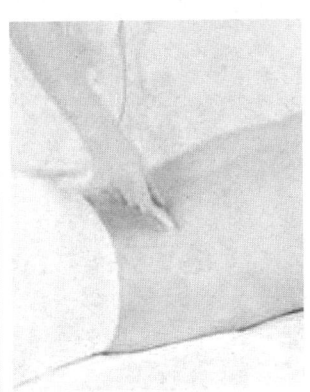

● 穴位定位

位于腰部，第二腰椎棘突下，旁开1.5寸。

● 按摩方法

用拇指指腹按揉肾俞100～200次，力度由轻渐重，以局部有酸胀感为宜。

● 刮痧方法

用面刮法从上向下刮拭肾俞3～5分钟，力度由轻渐重，以皮肤潮红为度。

● 祛痛组合

①**肾俞 + 殷门 + 委中：**有强健腰膝、补肾壮阳的功效，能治腰膝酸痛、急性腰扭伤等病症。

②**肾俞 + 腰痛点：**有强腰健膝、益精填髓的功效，能治腰肌劳损、腰扭伤等病症。

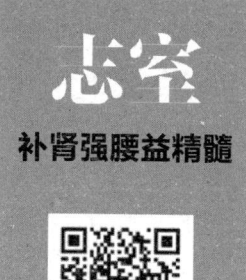

志室

补肾强腰益精髓

● **对腰腿的作用**

志室穴是足太阳膀胱经的常用腧穴之一，位于肾俞旁，是肾气潜藏的穴位，有补肾强腰的作用。经常刺激志室穴，对于上腰痛及肾虚腰痛具有很好的疗效。

● **功效主治**

有补肾强腰、益精填髓之效，主治腰膝疼痛、腰肌劳损、阳痿、遗精、腹痛、小便不利、水肿等病症。

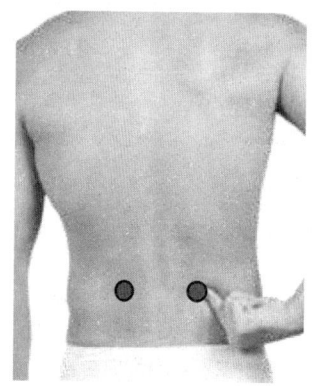

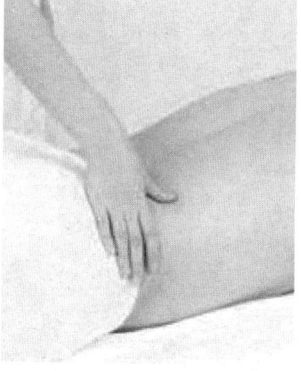

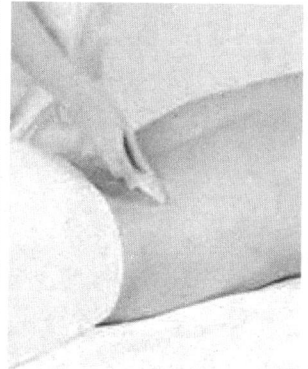

● **穴位定位**

位于腰部，第二腰椎棘突下，旁开3寸。

● **按摩方法**

用拇指指腹按揉志室100～200次，力度由轻渐重，以局部有酸胀感为宜。

● **刮痧方法**

用面刮法从上向下刮拭志室3～5分钟，力度由轻渐重，以皮肤潮红为度。

● **祛痛组合**

①**志室 + 太溪 + 肾俞：**有补肾强腰、通经活络的功效，能治由肾虚引起的腰膝酸软、腰背疼痛等病症。

②**志室 + 命门 + 委中：**有强筋健骨、补肾强腰的功效，能治腰膝疼痛、腰肌劳损、急性腰扭伤等病症。

腰阳关

祛湿降浊健腰膝

●对腰腿的作用

腰阳关穴是阳气通行的关隘。很多人到了冬天经常感到腰背发凉，主要原因之一就是这里的经络不通，阳气无法上行。这时候，只要打通了腰阳关穴，阳气顺行而上，腰背发冷、腰酸、腰痛等问题自然就能迎刃而解。

●功效主治

有除湿降浊、强健腰膝之效，主治坐骨神经痛、腰背冷痛、腰腿痛、急性腰扭伤、下肢痿痹、月经不调等病症。

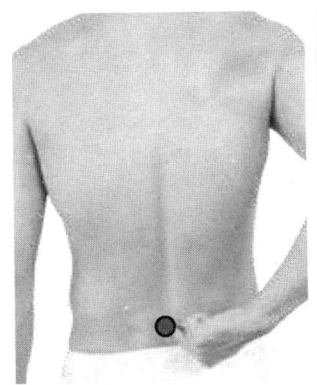

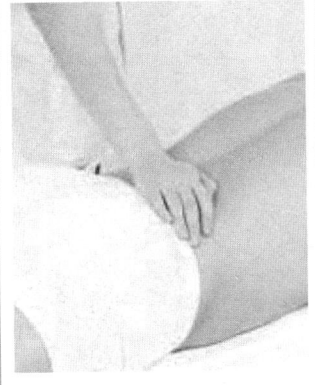

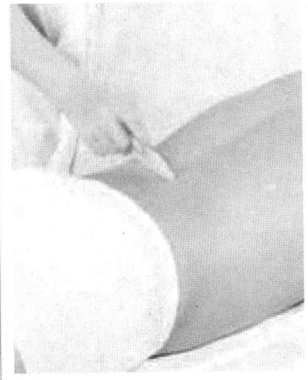

●穴位定位

位于腰部，裆后正中线上，第四腰椎棘突下凹陷中。

●按摩方法

用手掌大鱼际着力，按揉腰阳关 2～3 分钟，力度由轻渐重，以感到酸胀为宜。

●刮痧方法

用刮痧板的角部刮拭腰阳关 1～2 分钟，力度由轻渐重，以皮肤潮红为度。

●祛痛组合

①**腰阳关＋肾俞＋委中：** 有除湿降浊、强健腰膝之效，能治坐骨神经痛、腰背冷痛、腰腿痛等病症。

②**腰阳关＋腰夹脊＋承山：** 有温经通络、补肾强腰的功效，能治坐骨神经痛、急性腰扭伤等病症。

腰眼

舒筋散寒强腰肾

●对腰腿的作用

腰眼穴在腰部两侧凹陷之处，为肾脏所在部位。肾喜温恶寒，经常按摩腰眼处，能温煦肾阳、畅达气血、疏通带脉、强壮腰脊，有效防治风寒引起的腰痛症。夏季常搓腰眼穴，还能防治湿气引起的腰痛，提高腰肌耐力。

●功效主治

有强腰补肾之效，主治坐骨神经痛、腰腿痛、腰骶疼痛、急性腰扭伤、腰肌劳损、下肢痿痹、腹痛等病症。

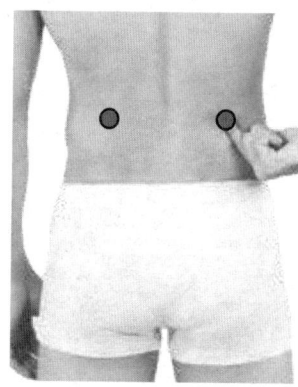

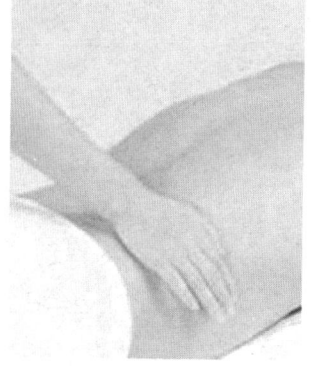

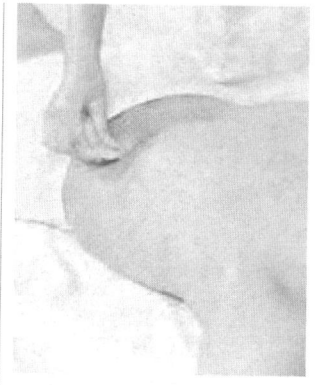

●穴位定位

位于腰部，第四腰椎棘突下，旁开约3.5寸凹陷中。

●按摩方法

用手掌大鱼际着力，按揉腰眼2~3分钟，力度由轻渐重，以有酸胀感为宜。

●刮痧方法

用刮痧板角部刮拭腰眼3分钟，力度由轻渐重，稍出痧即可。

●祛痛组合

①**腰眼+痞根+下极俞:** 有强腰补肾、畅达气血的功效,能治腰痛、腰椎间盘突出、急性腰扭伤、肾虚腰痛等病症。

②**腰眼+命门+阳陵泉:** 有疏通经络、补肾强腰的功效,能治腰膝酸软、腰背冷痛、坐骨神经痛等病症。

八髎

强腰利尿松粘连

● 对腰腿的作用

很多年轻人，特别是办公室里长期久坐之人，因为缺乏锻炼，导致肌肉无力、血液循环不畅，容易腰酸背痛。经常按揉八髎穴及整个后腰部，可有效缓解腰骶痛。

● 功效主治

有强腰利尿、补肾壮阳之效，主治腰脊强痛、腰肌劳损、腰酸背痛、月经不调、痛经、带下、阳痿等病症。

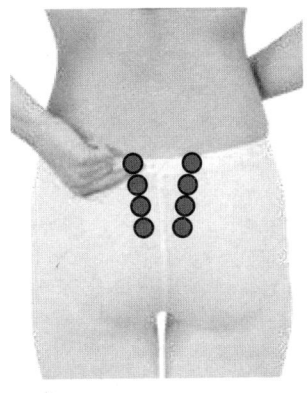

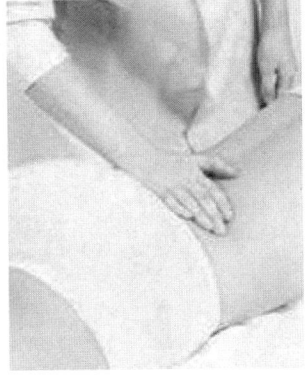

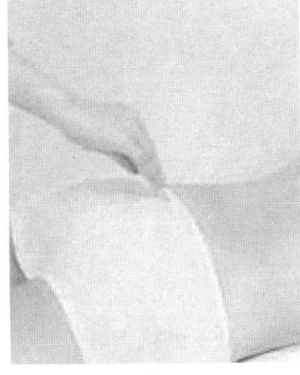

● 穴位定位

位于腰骶孔处，实为上髎、次髎、中髎、下髎，左右共8个，分别在第一、二、三、四骶后孔中。

● 按摩方法

用掌心按揉八髎100次，力度由轻渐重，以有酸胀感为宜。

● 刮痧方法

用角刮法从上到下刮拭八髎3分钟，以局部皮肤微微出痧为度。

● 祛痛组合

①**八髎+殷门+承山：**有舒筋活络、消肿止痛的作用，能治腰痛、下肢瘫痪、腰膝无力等病症。

②**八髎+风市+昆仑：**有祛风除湿、通络止痛的作用，能治腰腿痛、腰肌劳损、急性腰扭伤等病症。

环跳

强腰利腿通经络

●对腰腿的作用

环跳位于臀部，近髋关节，主下肢动作，是治疗腰腿疾病的重要穴位。当今社会，患腰腿疾病的人日益增加，多因扭闪外伤、慢性劳损及感受风寒湿邪所致。经常刺激环跳穴可祛风化湿、强健腰膝，为广大患者减轻痛苦。

●功效主治

有利腰腿、通经络之功效，主治下肢麻痹、坐骨神经痛、腰腿痛、髋关节疼痛、脚气、感冒、风疹等病症。

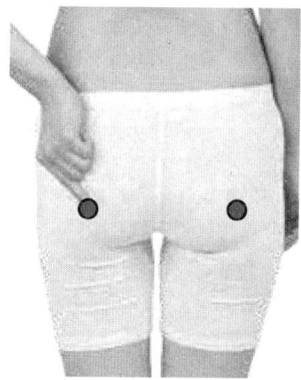

●穴位定位

位于股外侧部，侧卧屈臀，股骨大转子最高点与骶管裂孔连线的外1/3与中1/3交点处。

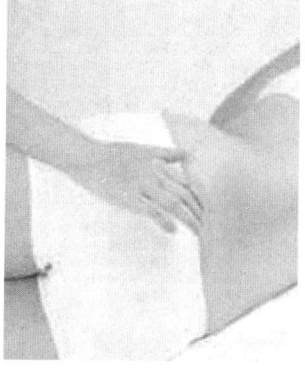

●按摩方法

将手掌覆于环跳上，用大鱼际擦按2分钟，力度适中，以局部有酸胀感为宜。

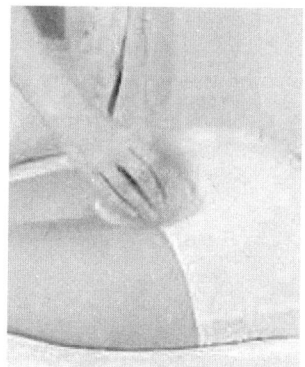

●刮痧方法

用刮痧板的边缘刮拭环跳30次，以出痧为度。

●祛痛组合

①**环跳＋阴陵泉＋殷门**：有利腰腿、通经络之功效，能治下肢麻痹、坐骨神经痛、腰腿痛、髋关节疼痛等病症。

②**环跳＋委中＋悬钟**：有祛湿散寒、通经活络的功效，能治风寒湿痹所引起的腰腿痛、下肢疼痛、足踝疼痛等病症。

承扶
强膝壮腰疏经络

●**对腰腿的作用**

承扶穴位于大腿根部，有舒筋活络的作用。刺激该穴能改善腰背部的血液循环，减轻腿部的疼痛。现代常用于治疗坐骨神经痛、腰骶神经根炎、下肢瘫痪等运动系统病症，对于痔疮、脱肛等肛周病症也有较好的疗效。

●**功效主治**

有疏经活络、通便消痔之功效，主治下肢疼痛、腰痛、坐骨神经痛、下肢瘫痪、痔疮、便秘等病症。

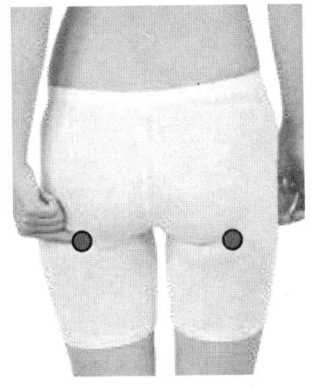

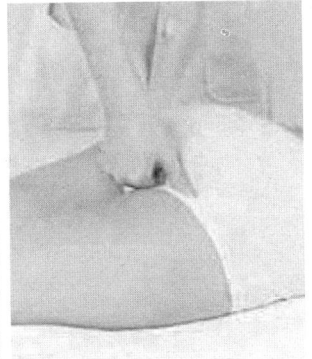

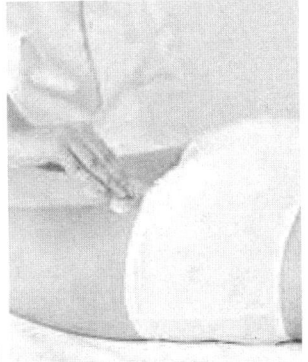

●**穴位定位**

位于大腿后面，臀下横纹的中点。

●**按摩方法**

用拇指指腹按揉承扶100～200次，力度由轻渐重，以局部有酸胀感为宜。

●**刮痧方法**

用刮痧板的侧边刮拭承扶1～2分钟，力度适中，以局部皮肤出现小痧点为度。

●**祛痛组合**

①**承扶＋环跳＋悬钟：**有疏经活络、消炎止痛的功效，主治坐骨神经痛、下肢瘫痪、腰膝酸软等病症。

②**承扶＋委中＋承山：**有活血化瘀、温经通络的功效，主治坐骨神经痛、下肢痿痹等病症。

殷门

疏经活络强腰膝

●对腰腿的作用

殷门穴专治腰腿痛及腰膝酸软。敲打本穴，用之得当，腰腿疼痛立即就可明显改善，坚持敲打一个月左右，下肢痿痹及慢性腰腿痛可基本治愈。现代常用于治疗坐骨神经痛、腰肌劳损、下肢痿痹、股部炎症等病症。

●功效主治

有疏经活络、强膝壮腰之功效，主治下肢后侧疼痛、腰腿痛、下肢痿痹等病症。

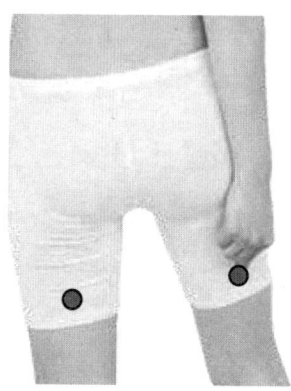

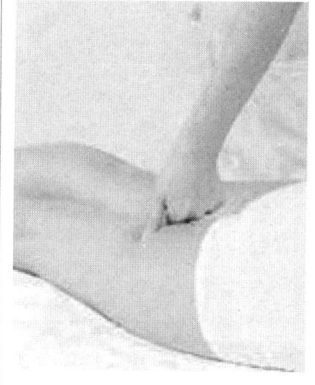

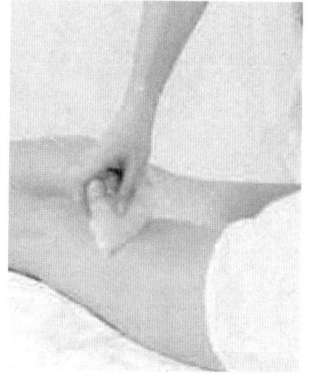

●穴位定位

位于大腿后面，承扶与委中的连线上，承扶下6寸。

●按摩方法

用拇指指腹按揉殷门100～200次，力度由轻渐重，以局部有酸胀感为宜。

●刮痧方法

用刮痧板的边缘刮拭殷门5分钟，力度由轻渐重，以出痧为度。

●祛痛组合

①**殷门＋肾俞＋委中**：有舒筋活络、消肿止痛的功效，能治腰脊疼痛、膝关节炎、脚踝疼痛等病症。

②**殷门＋风市＋足三里**：有强膝壮腰、活血化瘀的功效，能治下肢痿痹、脚踝痛、下肢后侧疼痛等病症。

风市

祛风化湿通经络

●对腰腿的作用

风市穴是治疗风邪的要穴。"风为百病之长"，六淫的其他邪气多依附于风而起病，常出现"风湿""风寒""风热"等病症。经常刺激风市穴有祛风化湿、通经活络的作用，能有效治疗风湿骨痛疾病。

●功效主治

有祛风化湿、通经活络之功效，主治半身不遂、下肢痿痹、腰腿疼痛、坐骨神经痛、头痛、偏瘫、脚气等病症。

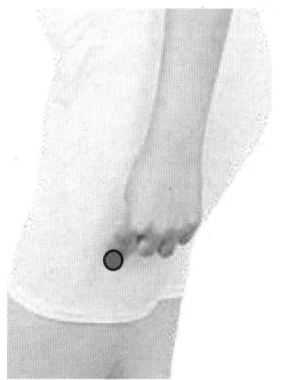

●穴位定位

位于大腿外侧部的中线上，腘横纹水平线上7寸。

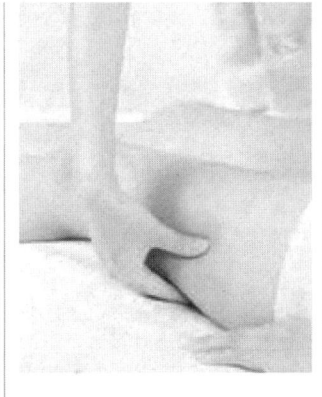

●按摩方法

用拇指指尖压揉风市2～3分钟，以局部有酸胀感为度。

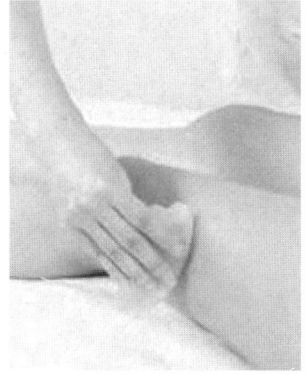

●刮痧方法

用面刮法刮拭风市30次，力度稍重，以局部皮肤出痧为度。

●祛痛组合

①风市＋阳陵泉＋悬钟：有健骨利髓、通经活络的作用，能治下肢痿痹无力、坐骨神经痛等病症。

②风市＋八髎＋殷门：有活血通络、祛风除湿的作用，能治风湿性腰痛、膝盖和臀部疼痛等病症。

血海

舒筋利膝活气血

●对腰腿的作用

血海穴位于股前区，有舒筋活血的作用。当身体气血不通时，双下肢就容易出现胀痛，经常按压本穴，可以舒筋活血，消除胀痛感。临床上还可用于治疗膝股内侧痛、下肢痿痹、下肢麻木等病症。

●功效主治

有行气活血、舒筋利膝之功效，主治膝痛、下肢胀痛、小腿麻木、风湿性关节炎等病症。

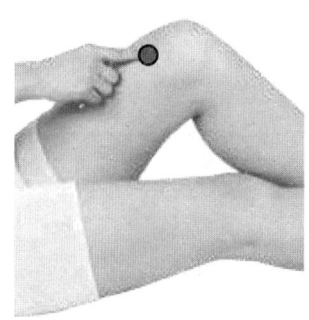

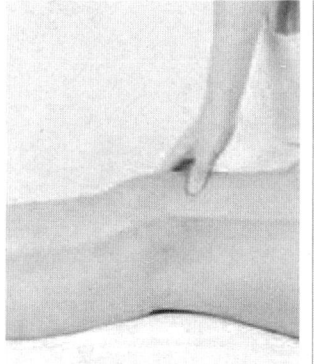

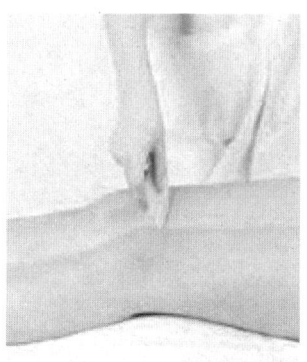

●穴位定位

位于大腿内侧，髌底内侧端上2寸，股四头肌内侧的隆起处。

●按摩方法

用拇指指腹按揉血海100～200次，力度由轻渐重，以局部有酸胀感为宜。

●刮痧方法

用刮痧板的侧边刮拭血海5分钟，以出痧为度。

●祛痛组合

①**血海＋犊鼻＋阳陵泉**：有行气活血、疏经活络的功效，能治膝关节疼痛、小腿酸胀、小腿后侧痛、下肢麻木等病症。

②**血海＋梁丘＋膝眼**：有消炎止痛、疏通经络的功效，能治膝髌肿痛、下肢麻木肿痛、膝关节炎、腰膝酸软等病症。

梁丘

通经活络消肿痛

●对腰腿的作用

梁丘为足阳明胃经郄穴，出自于《针灸甲乙经》，有理气、和胃、止痛、通经等作用。长期刺激此穴，能改善下肢血液循环，可治疗下肢疼痛、膝冷、麻痹等症状，还可以治疗胃部疾病。

●功效主治

有消肿止痛、通经活络之功效，主治风湿性膝关节炎、腰膝酸软、膝关节痛、小腿无力等病症。

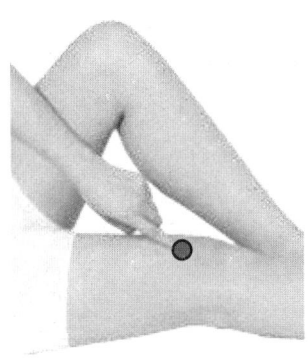

●穴位定位

位于大腿前面，髂前上棘与髌底外侧端的连线上，髌底上2寸。

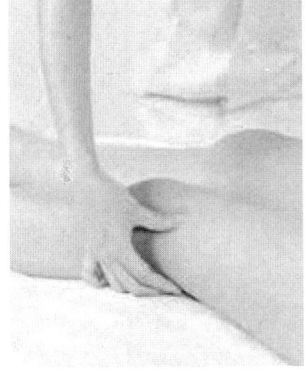

●按摩方法

用拇指指腹推按梁丘1~3分钟，力度由轻渐重，以有酸胀感为宜。

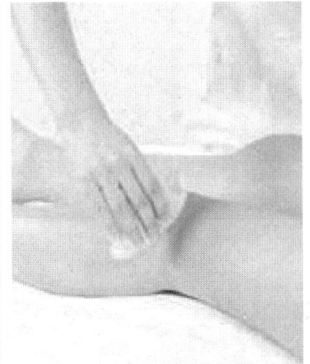

●刮痧方法

用面刮法刮拭梁丘1~3分钟，以出痧为度。

●祛痛组合

①**梁丘＋膝阳关＋曲泉**：有通利关节、消炎止痛的作用，能治小腿痉挛、膝关节不得屈伸等病症。

②**梁丘＋阳陵泉＋犊鼻**：有消肿止痛、强腰利膝的功效，能治膝关节痛、小腿后侧疼痛、下肢痿痹等病症。

膝阳关

呵护膝盖止疼痛

● 对腰腿的作用

膝阳关穴是足少阳胆经的常用穴之一，正坐屈膝时，在膝盖外侧有一个凹陷点，就是膝阳关穴。本穴是膝关节气血下行的必经之地，常按摩此穴对缓解膝关节疼痛有很好的作用。

● 功效主治

有疏利关节、祛风化湿之功效，主治膝关节炎、下肢瘫痪、小腿麻木、坐骨神经痛等病症。

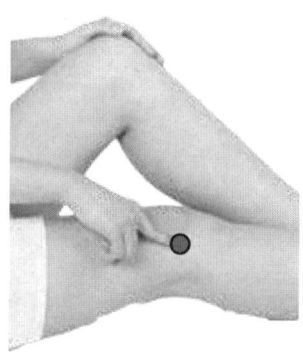

● 穴位定位

位于膝部外侧，股骨外上髁上方的凹陷处。

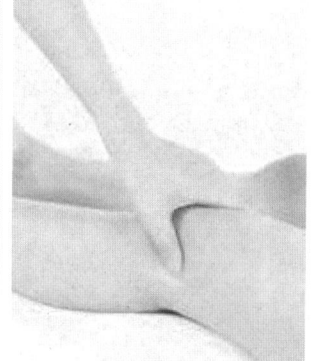

● 按摩方法

用拇指指腹按揉膝阳关3～5分钟，力度适中，以局部有酸胀感为度。

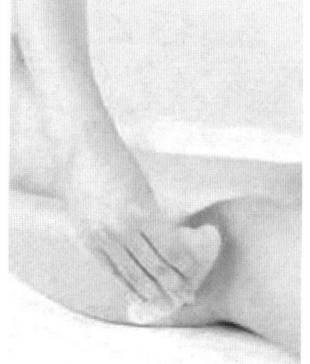

● 刮痧方法

用刮痧板的边缘刮拭膝阳关30次，力度适中，以出痧为度。

● 祛痛组合

①**膝阳关 + 膝眼 + 阳陵泉**：有滑利关节、通络止痛的作用，能治膝关节炎、膝关节屈伸不利等病症。

②**膝阳关 + 委中 + 承山**：有舒筋活络、行气活血的作用，能治下肢麻痹、腰背酸痛等病症。

犊鼻

消肿止痛通经络

●对腰腿的作用

犊鼻穴位于膝部。膝盖是人体薄弱部位，最容易受风寒侵袭。风湿、类风湿性关节炎、膝骨性关节炎、外伤等各种膝关节痛患者，犊鼻穴为常用腧穴。该穴常为膝部神经痛或麻木、下肢瘫痪的辅助用穴。

●功效主治

有通经活络、消肿止痛之功效，主治膝痛、膝冷、下肢麻痹、屈伸不利、膝关节炎、风湿性关节炎等病症。

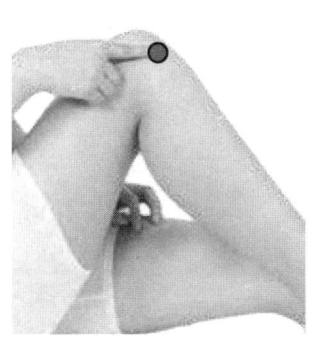

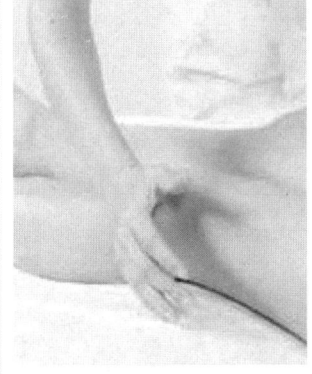

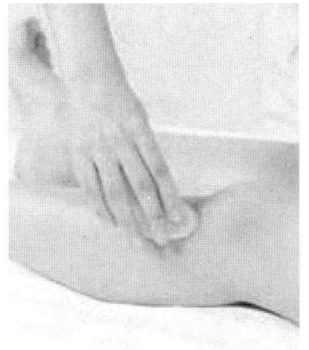

●穴位定位

位于膝部髌骨与髌韧带外侧凹陷中。

●按摩方法

用手掌小鱼际敲击犊鼻2～3分钟，力度适中，以有酸胀感为度。

●刮痧方法

用刮痧板的角部刮拭犊鼻2分钟，力度由轻渐重，以出痧为度。

●祛痛组合

①**犊鼻＋膝阳关＋足三里**：有舒筋活络、活血化瘀的功效，能治膝及膝下病、脚踝肿痛、下肢水肿等病症。

②**犊鼻＋阳陵泉＋梁丘**：有舒筋活络、强膝壮腰之功效，能治膝关节炎、腰膝酸软、脚踝肿痛等病症。

委中

舒筋活络强腰膝

●对腰腿的作用

中医常说"腰背委中求"，即表示腰背部疾病治疗，委中穴具有不可忽视的地位。体力劳动和久坐之人，腰背部常出现酸痛的情况。刺激委中穴可以治疗腰背疼痛，对下肢疾病也有缓解治疗的作用。

●功效主治

有舒筋活络、强腰利膝之效，主治腰背痛、坐骨神经痛、腰膝酸软、下肢痿痹、头痛、恶风寒、小便不利等病症。

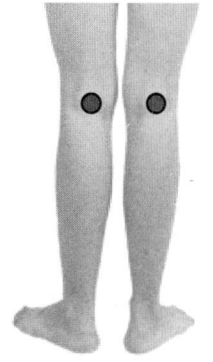

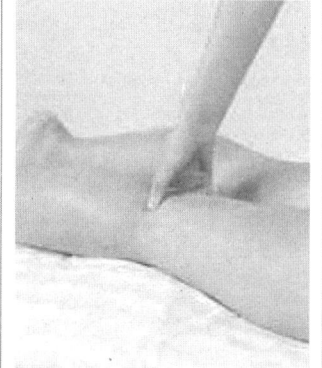

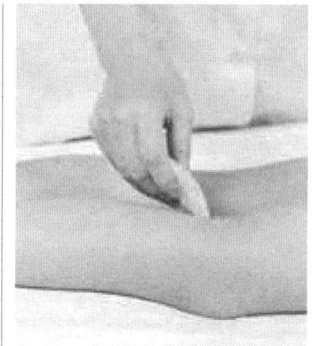

●穴位定位

位于腘横纹中点，股二头肌肌腱与半腱肌肌腱的中间。

●按摩方法

用拇指按揉或弹拨委中100～200次，力度均匀，以有酸胀感为宜。

●刮痧方法

用刮痧板的侧边从上向下刮拭委中5分钟，力度适中，可不出痧。

●祛痛组合

①委中＋肾俞＋腰阳关：有疏经活络、强腰利膝的功效，主治腰腿痛、坐骨神经痛、腰肌劳损等病症。

②委中＋悬钟＋阳陵泉：有散瘀活血、清热解毒的作用，主治腰肌劳损、肾虚腰痛、下肢痛等病症。

阳陵泉

利膝止痛疏肝郁

●对腰腿的作用

阳陵泉穴是筋之会穴，为筋气聚会之处，是治疗筋病的要穴，特别是下肢筋病，临床较为常用。刺激该穴可解痉止痛，能够治疗腰腿痛、膝关节炎、坐骨神经痛等病症，帮助患者从病痛中解脱出来，恢复腰膝强健的状态。

●功效主治

有疏肝解郁、利膝止痛之功效，主治下肢痿痹、坐骨神经痛、膝关节炎、小儿惊风、半身不遂等病症。

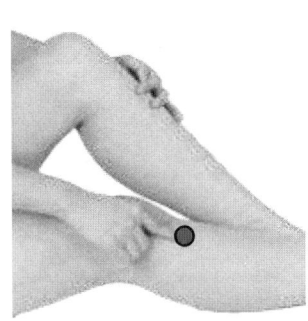

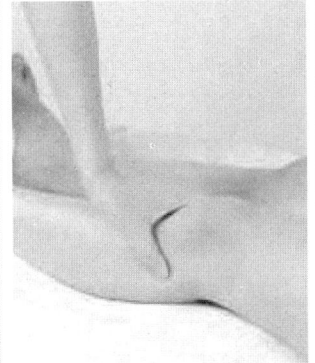

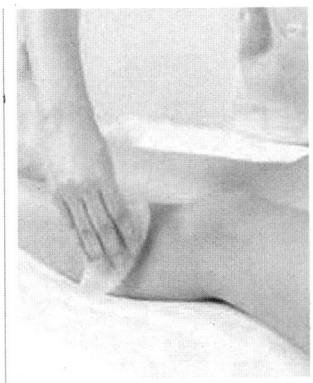

●穴位定位

位于小腿外侧，腓骨小头前下方的凹陷中。

●按摩方法

用拇指指腹按揉阳陵泉3～5分钟，力度由轻渐重，以有酸胀感为宜。

●刮痧方法

用刮痧板的侧边从上至下刮拭阳陵泉30次，以出痧为度。

●祛痛组合

①**阳陵泉＋膝眼＋曲泉**：有舒筋活络、消肿止痛的功效，能治膝关节痛、腰腿疼痛、脚踝疼痛等病症。

②**阳陵泉＋外膝眼＋丘墟**：有活血化瘀、疏通经络的功效，能治膝关节炎、坐骨神经痛、下肢后侧疼痛等。

足三里

疏风化湿通经络

●对腰腿的作用

足三里穴位于下肢部，是人体保健之要穴。腰腿疼痛是生活中的常见病、多发病，运动不当、感受风寒等均有可能引发腰腿疼痛。经常刺激足三里穴，有疏风活络、强筋健骨的功效，能有效改善腰腿疾患。

●功效主治

有通经活络、疏风化湿之功效，主治下肢痿痹、下肢不遂、脚气、消化不良等病症。

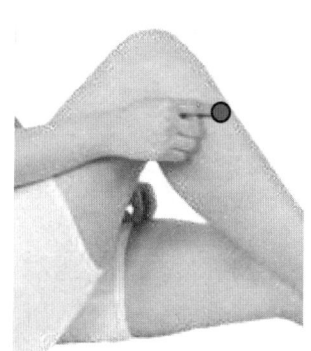 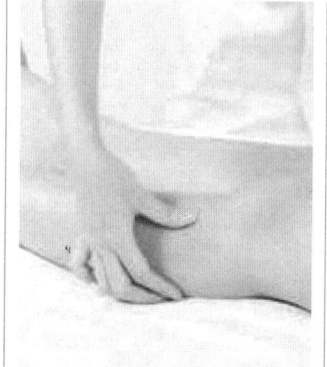 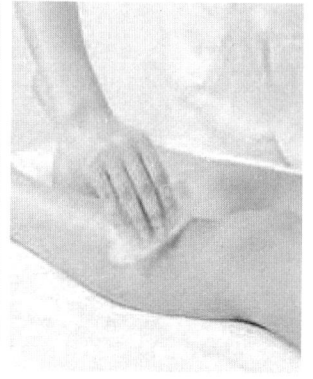

●穴位定位

位于小腿前外侧，犊鼻下3寸，距胫骨前缘一横指（中指）。

●按摩方法

用拇指指腹推按足三里1~3分钟，力度由轻渐重，以有酸胀感为佳。

●刮痧方法

用面刮法刮拭足三里30次，以局部皮肤潮红、发热为度。

●祛痛组合

①足三里＋阴陵泉＋鹤顶：有活血通络、消肿止痛的功效，能治下肢痿痹、膝盖酸痛、小腿抽筋等病症。

②足三里＋内膝眼＋阳陵泉：有通经活络、强健腰膝的功效，能治腰腿无力、下肢痹痛、下肢不遂等病症。

承山

活血通络利腰腿

●对腰腿的作用

承山穴所在的位置相当于"筋、骨、肉"的一个交点，是最直接的受力点。经常穿高跟鞋或者久站的女性，容易出现腰背疼痛、小腿痉挛等不适，经常按压承山穴能缓解上述症状，而且对痔疮、便秘等也有治疗功效。

●功效主治

有补肾强腰、活血通络的功效，主治小腿肚抽筋（腓肠肌痉挛）、脚部劳累、膝盖劳累、腰背痛、腰腿痛等病症。

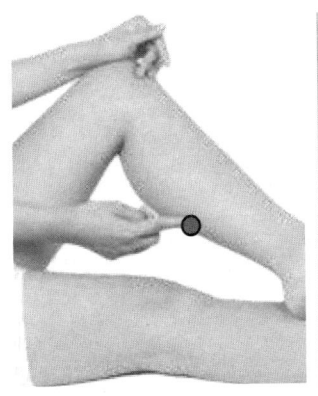

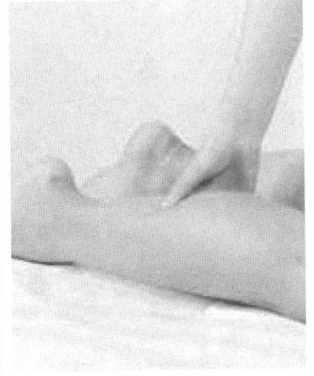

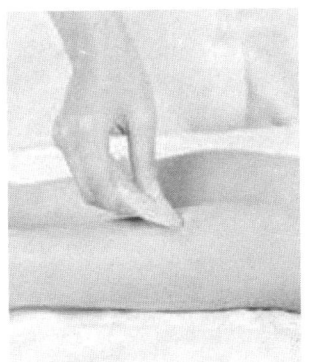

●穴位定位

位于小腿后面正中，当伸直小腿或足跟上提时腓肠肌肌腹下出现的尖角凹陷处。

●按摩方法

将拇指置于承山上，用指腹按揉5分钟，力度由轻渐重，以有酸胀感为宜。

●刮痧方法

用刮痧板的边缘刮拭承山30次，均匀持续地旋转用力，可不出痧。

●祛痛组合

①承山＋委中＋漏谷：有活血通络、补肾强腰的功效，能治疲劳、膝盖劳累、膝盖疼痛等病症。

②承山＋环跳＋阳陵泉：有温经通络、止痛消肿的功效，能治下肢痿痹、腰背痛、腰腿痛等病症。

三阴交

行气活血疏经络

● 对腰腿的作用

三阴交穴在人体下肢部。"人老脚先老，养生先养脚"，这是中国传承几千年的养生智慧。平时常按三阴交穴，有调节全身气血的作用，对于改善膝腿疼痛、脚踝肿痛、下肢麻痹等有很好的效果。

● 功效主治

有行气活血、疏经通络之效，主治下肢疼痛、脚踝肿痛、风湿性关节炎、月经不调、腹痛、疝气、水肿等病症。

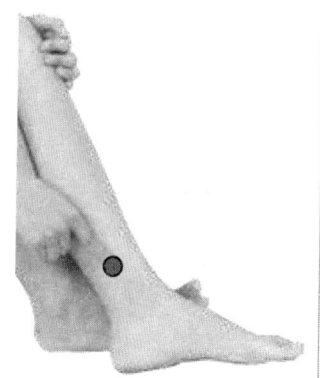

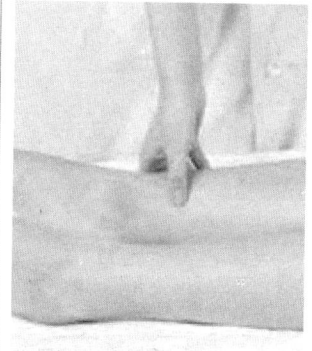

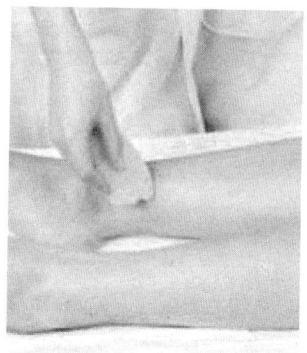

● 穴位定位

位于小腿内侧，足内踝尖上3寸，胫骨内侧缘后方。

● 按摩方法

用拇指指腹按揉三阴交100～200次，力度由轻渐重，以局部有酸胀感为宜。

● 刮痧方法

用角刮法从上向下刮拭三阴交5分钟，力度由轻渐重，以皮肤潮红、出痧为度。

● 祛痛组合

①三阴交＋中都＋阴陵泉：有行气活血、消肿止痛的功效，能治小腿酸胀、胫寒痹痛、脚踝疼痛等病症。

②三阴交＋鹤顶＋足三里：有舒筋通络、活血化瘀之功效，能治下肢痿痹、脚踝肿痛、膝关节炎等病症。

悬钟

利腿降压两不误

●对腰腿的作用

悬钟穴别名绝骨，为八会穴之髓会。它专管人体骨髓的汇聚，善治周身筋骨诸症。而"髓生血"，故该穴有较强的疏通经络、行气活血的功能，对于腰椎、下肢骨质增生，腰腿酸痛等病症有较好的疗效。

●功效主治

有理气活血、舒筋通络之功效，主治腰椎病、腰腿疼痛、头痛、高血压、胸腹胀满、半身不遂等病症。

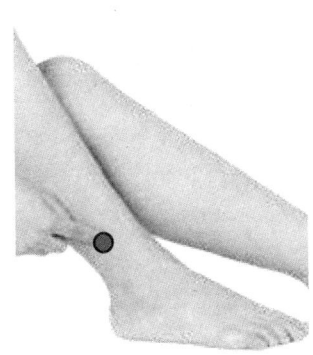

●穴位定位

位于小腿外侧，外踝尖上3寸，腓骨前缘。

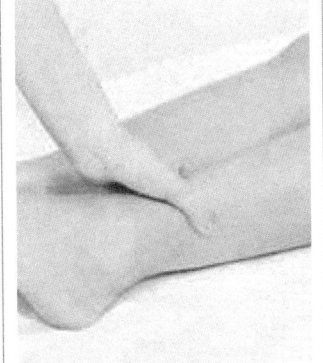

●按摩方法

用拇指指腹按揉悬钟3~5分钟，力度由轻渐重，以局部有酸胀感为度。

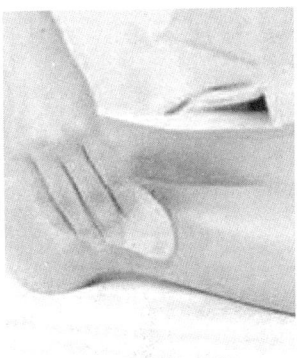

●刮痧方法

用角刮法刮拭悬钟3分钟，力度适中，稍出痧即可。

●祛痛组合

①**悬钟 + 肾俞 + 阳陵泉**：有理气活血、舒筋通络之功效，能治腰腿酸痛、腰肌劳损等病症。

②**悬钟 + 环跳 + 风市**：有疏通经络、行气活血的功效，能治坐骨神经痛、骨质增生等病症。

太溪

补气益肾健腰膝

●对腰腿的作用

太溪穴是足少阴肾经原穴，位于足踝部，犹如汇聚肾经原气的"长江"，补之则济其亏损，泄之则祛其有余，善于温肾补阳，对于阳虚引起的下肢冰凉、腰膝冷痛、下肢瘫痪、足跟痛等病症有较好的疗效。

●功效主治

有补益肾气、强健腰膝之功效，主治脚踝疼痛、小腿水肿、下肢痿痹、肾虚耳鸣等病症。

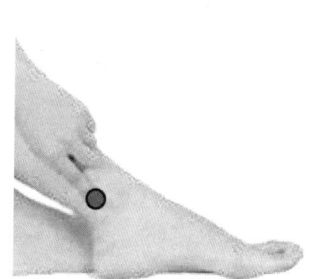

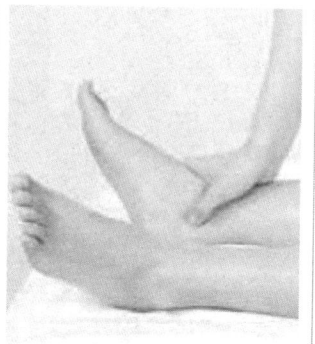

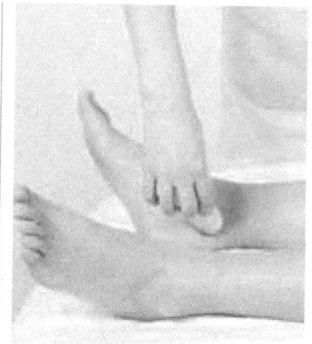

●穴位定位

位于足内侧，内踝后方，内踝尖与跟腱之间的凹陷处。

●按摩方法

将拇指放于太溪上，用指端按揉100～200次，以有酸痛感为度。

●刮痧方法

用刮痧板的角部垂直点按太溪30次，由轻至重，逐渐加力，可不出痧。

●祛痛组合

①**太溪 + 肾俞 + 志室**：有补气活血、强健腰膝的功效，能治腰膝酸软、下肢痿痹、足踝疼痛等病症。

②**太溪 + 三阴交 + 志室**：有补肾强腰、疏经通络的功效，能治因肾虚引起的腰膝酸软、手脚无力等病症。

昆仑

舒筋通络疗足痛

●对腰腿的作用

绝大多数患者的腰痛，是由于受外邪、外伤、劳累等引起骨关节周围韧带、筋膜发炎或受损，而造成关节不利，又称功能性腰痛。用"弹经拨络法"刺激昆仑穴，可取得令人满意的效果，但此法对器质性腰痛效果不明显。

●功效主治

有舒筋活络、强健腰膝之效，主治腰痛、足跟痛、颈项强痛、目眩、头痛等病症。

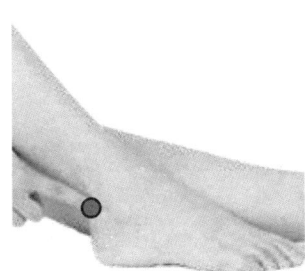

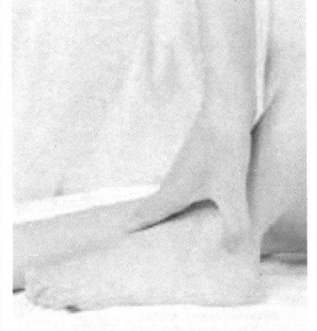

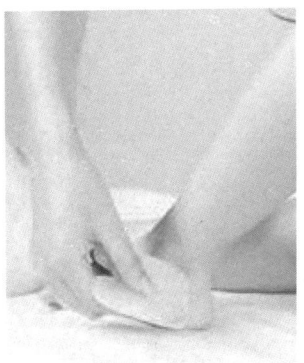

●穴位定位

位于足部外踝后方，外踝尖与跟腱之间的凹陷处。

●按摩方法

用拇指指腹按揉昆仑100~200次，力度由轻渐重，以局部有酸胀感为宜。

●刮痧方法

用角刮法刮拭昆仑3~5分钟，力度由轻渐重，稍出痧即可。

●祛痛组合

①**昆仑＋阳陵泉＋风市：**有疏经活络、强健腰膝的功效，能治腰腿酸软、腰部疼痛、下肢痿痹等病症。

②**昆仑＋殷门＋束骨：**有舒筋活络、强健腰膝之效，能治腰痛、颈项强痛、头痛等病症。

解溪

强筋健骨化瘀血

● 对腰腿的作用

解溪穴在踝关节前陷中，是治疗范围较广的穴位之一，有强健经筋、清胃化痰的作用。经常刺激本穴，能够治疗下肢麻木、脚踝疼痛、腓肠肌痉挛、脚腕无力等运动系统病症，对于哮喘、呕吐等病症也有较好的疗效。

● 功效主治

有强筋健骨、清胃化痰之功效，主治下肢麻木、足踝肿痛、腓神经麻痹、头痛、癫痫、胃炎、肠炎等病症。

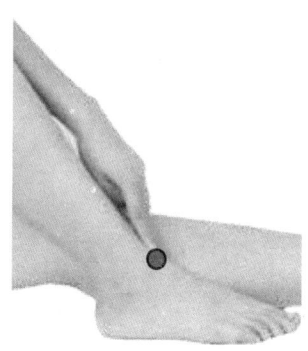

● 穴位定位

位于足背与小腿交界处的横纹中央凹陷中，拇长伸肌腱与趾长伸肌腱之间。

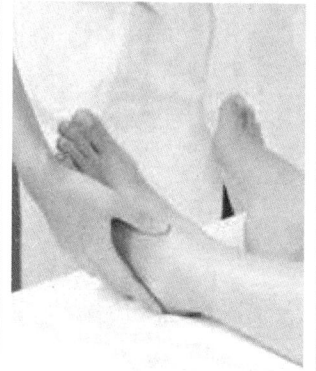

● 按摩方法

将拇指放于解溪上，用拇指指腹推按 2 分钟，力度由轻渐重，以有酸胀感为宜。

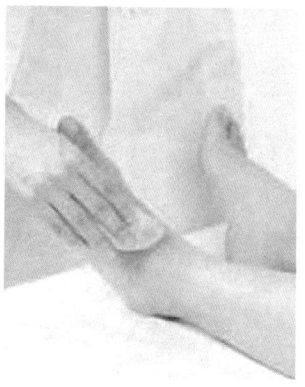

● 刮痧方法

用刮痧板的角部从上往下刮拭解溪 30 次，力度均匀，以出痧为度。

● 祛痛组合

①解溪 + 条口 + 丘墟：有强筋健骨、理气通络的作用，能治膝盖和臀部肿痛、脚转筋、足踝疼痛等病症。

②解溪 + 昆仑 + 太溪：有通利官窍、强筋健骨的功效，能治下肢痹痛、足跟痛、足踝痛等病症。

太冲

疏肝养血通经络

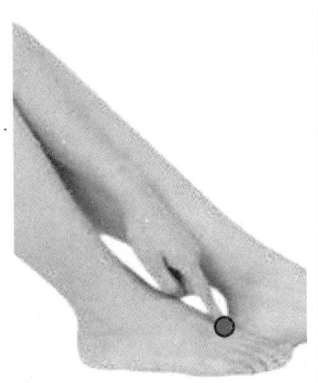

●对腰腿的作用

太冲穴为足厥阴肝经上的重要穴位之一，位于足背侧，有疏肝养血、疏经通络的作用。经常刺激本穴，能够治疗下肢麻木、脚踝疼痛、足背肿痛、脚腕无力等运动系统病症，对于肝脏疾患也有较好的疗效。

●功效主治

有疏肝养血、疏经通络之功效，主治四肢抽搐、下肢麻木、脚踝疼痛、足背肿痛、头痛、眩晕等病症。

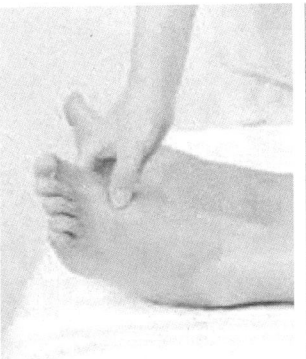

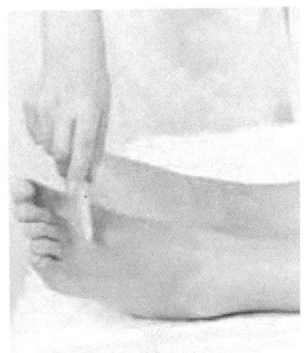

●穴位定位

位于足背侧，第一、第二跖骨结合部前端的凹陷处。

●按摩方法

用拇指指尖掐按太冲3~5分钟，力度由轻渐重，以有酸胀感为宜。

●刮痧方法

用面刮法从跖趾关节向足尖方向刮拭太冲3~5分钟，由轻至重，逐渐加力，可不出痧。

●祛痛组合

①**太冲＋陷谷＋内庭：**有消肿止痛、疏经活络的功效，能治膝关节痛、足跗肿痛、脚踝疼痛等病症。

②**太冲＋箕门：**有活血化瘀、疏通经络的功效，能治腹股沟疼痛、下肢麻木、足踝痛等病症。

第三章

简单小按摩，
腰腿大保健

按摩古称"按跷""跷摩"，它起源于上古时期，是人类最早运用于祛除疾病与养生防病的方法之一，也是中医学的重要组成部分，具有疏通经络、运行气血、调理脏腑的作用。经常给腰腿部进行简易的按摩，可以收获意想不到的保健效果。

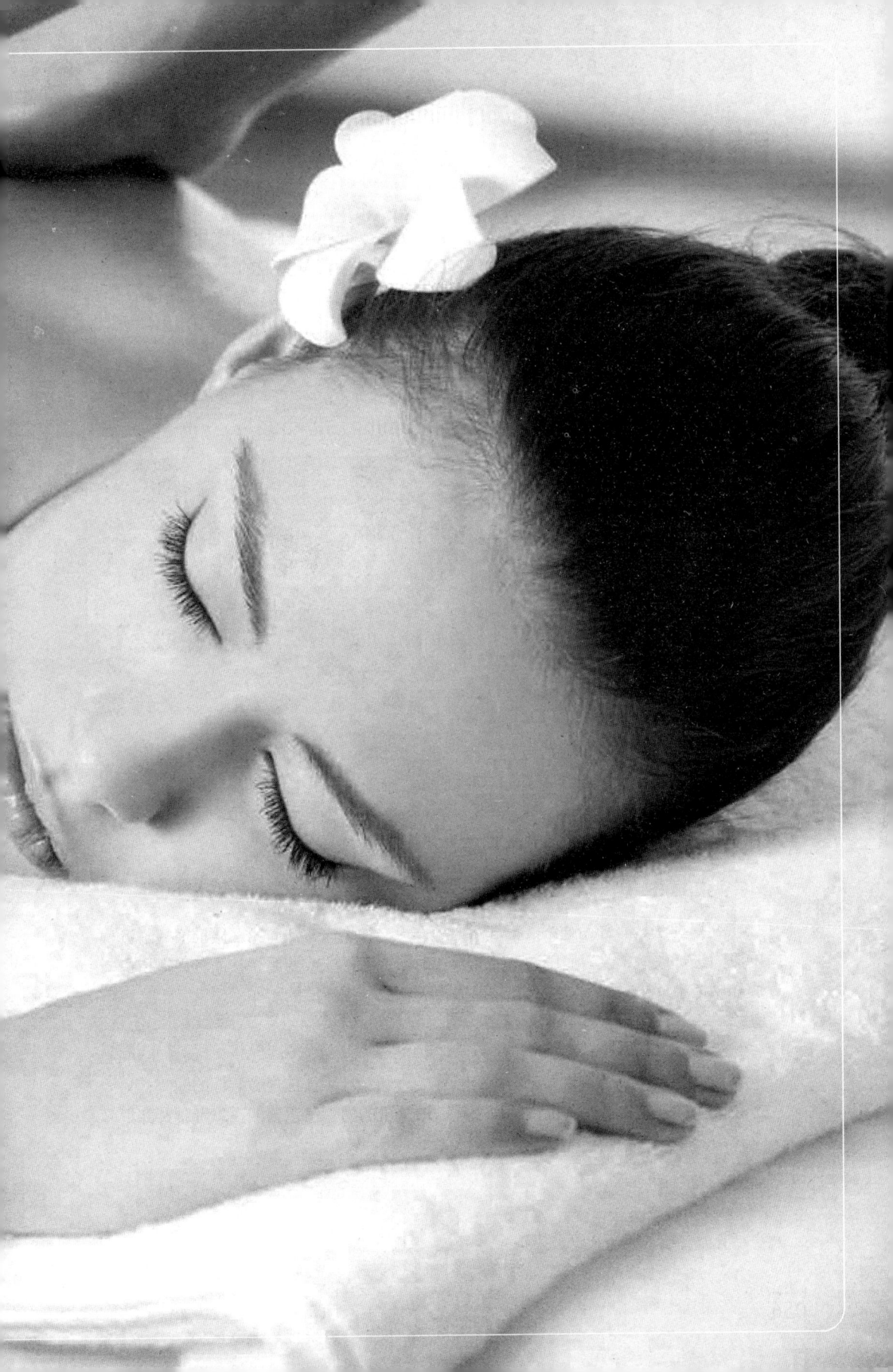

腰椎按摩

本节所讲腰椎按摩主要能预防第三腰椎横突综合征。第三腰椎横突综合征就是我们通常所说的腰腿疼痛，主要是因为经络中气血受阻、流通不顺造成的，按摩对调节肌肉、疏通经络都有很好的疗效。因此对此病的治疗，主要就是针对第三腰椎及其附近的肌肉进行按摩。

●操作方法

滚擦腰部

按摩者使用拳头沿着患者第三腰椎两旁的肌肉来按摩背部。患者趴在床上，按摩者站在患者身体一侧，将自己的拳头松握，沿着患者腰椎一侧的肌肉由下到上缓慢进行滚动，上下往返摩擦，另一侧以相同方法滚擦。

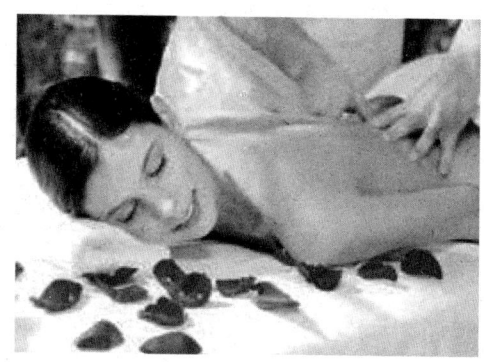

敲按横突处

患者取俯卧位，上半身挺直，肩部后张，按摩者双手握拳，以双拳指背着力，对准第三腰椎横突处轻轻敲打，开始时力道要轻柔，然后慢慢加重，敲打过程中会伴随酸胀感，所以要以患者能承受的力道进行敲打。

两指捏法

两指捏法具有舒筋通络、行气活血等作用，利用该方法对第三腰椎横突附近的肌肉进行放松，改善肌腱的挛缩。操作时，患者站立或俯卧，按摩者用拇指指腹和中指中节桡侧面相对用力，将肌肉提起，做一捏一放的动作。

滑擦腰背

患者取俯卧位，按摩者站在患者身体的一侧，一手扶住患者腰部的健侧；另一手的手指并拢，上半身前倾，用手掌借助全身的力量使手来回在患者腰背部滑动摩擦。

●按摩图解

腰椎按摩的目的是疏通经络、祛风散寒、活血止痛、放松肌肉、解除痉挛、润滑关节，以此达到防治腰椎疾病的目的。

Step 1 滚擦腰部

要点：操作1分钟

> 按由下到上的顺序滚动

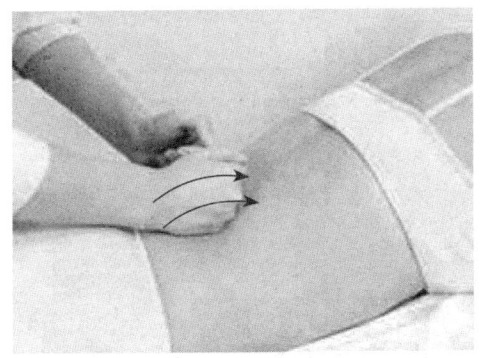

Step 2 敲按横突处

要点：操作1分钟

> 以双拳指背着力

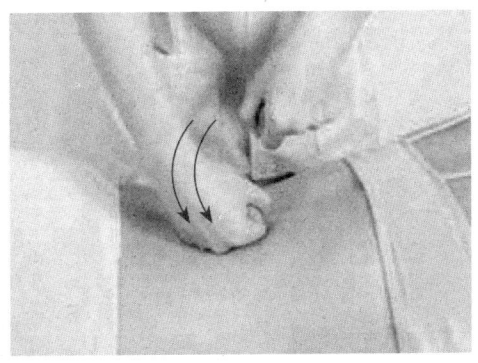

Step 3 两指捏法

要点：操作1分钟

> 拇指、中指中节桡侧面相对着力

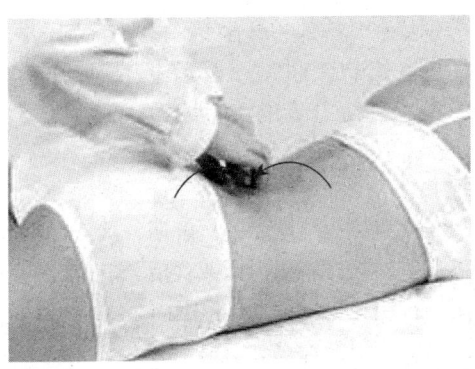

Step 4 滑擦腰背

要点：操作2分钟

> 全掌着力

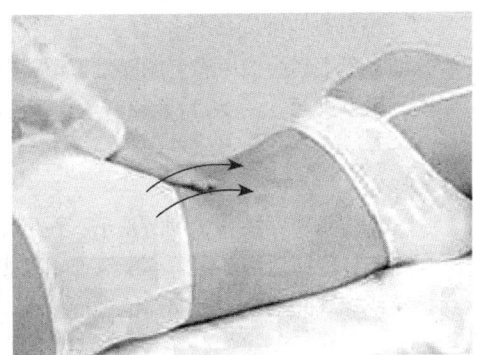

椎间按摩

本节所讲椎间按摩能防治腰椎间盘突出症。临床医学证明，按摩疗法是防治腰椎间盘突出症的较好方法，也是传统防治方法之一，但在按摩时要注意根据患者病情发展的不同阶段，使用不同的按摩手法。

●操作方法

腰间推法

此方法用于腰椎间盘突出症的急性发作期，力道不能太重。患者俯卧，按摩者站在患者身体一侧，一手扶住患者的肩膀起固定作用；另一只手手臂伸直，用手掌根作用于疼痛部位，轻轻推按疼痛的腰椎周围。

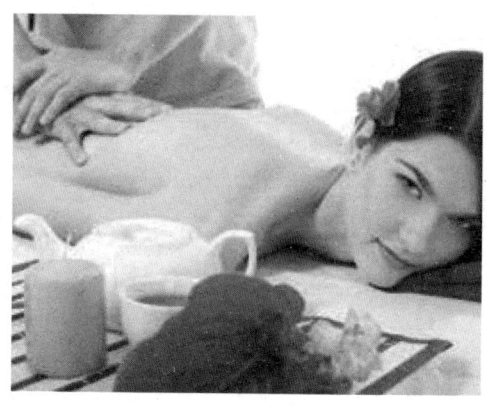

肘压法

肘压法适用于腰三、腰四节段的椎间盘突出患者。患者俯卧，按摩者位于患者一侧，一手臂屈肘，将肘尖放在患者腰三节段以上的位置，手臂上部垂直于患者的腰部，按摩者上身微倾，以适当的力量用肘尖按压疼痛部位。

腰椎按摩

患者取俯卧位，全身放松，可用枕头分别垫在其胸部和骨盆下，按摩者双手叠加，用手掌心按压患者的腰椎部位，此时患者处于憋气状态，然后患者换气放松，反复进行5～10次。该方法用于腰椎间盘突出症患者的治疗期。

指揉法

本方法轻柔缓和，刺激量小，适用于腰椎间盘突出症患者的缓解期，具有活血化瘀、舒筋活络、缓解痉挛等作用。患者俯卧，按摩者用拇指或食指、中指的指端或螺纹面垂直向疼痛部位进行按压，力道控制在可以承受的范围内。

●按摩图解

椎间按摩能促进气血循环，拉宽椎间隙，减轻椎间压力，但要根据患者按摩部位和肌肉紧张的范围及程度选择不同的手法，使用时要多加选择。

Step 1 腰间推法
要点：操作 1 分钟

> 按摩者手臂伸直
> 以手掌根施力

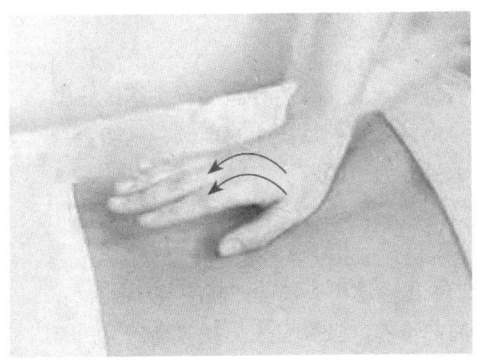

Step 2 肘压法
要点：操作 1 分钟

> 手臂上部垂直于
> 患者的腰部

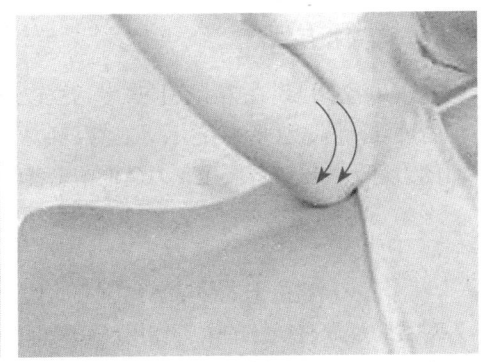

Step 3 腰椎按摩
要点：操作 2 分钟

> 双手叠加，向下施加压力
> 保持双腿伸直

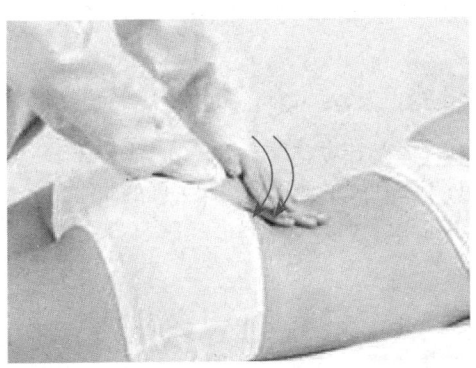

Step 4 指揉法
要点：操作 1 分钟

> 用指端或螺纹面垂直按压

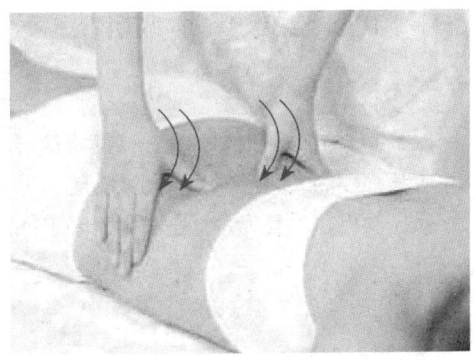

脊椎按摩

本节所讲脊椎按摩主要可以预防腰椎骨质增生。腰椎骨质增生症在中老年人中比较常见，这是因为人体脊柱随着年龄的增长进行自我调节，在腰部受到扭伤、身体受冷等情况下就会导致腰椎骨质增生。使用按摩疗法的同时配以中药熏蒸，会使治疗效果更佳。

●操作方法

手掌按压法

患者俯卧趴在床上，按摩者站立在患者身体一侧，双臂伸直，双手掌握住患者腰际两侧，大拇指在上，双掌根着力于疼痛区域，然后上半身前倾，施加全身的力量于掌根进行按压，力道根据患者的承受能力来调整。

点按阳陵泉

阳陵泉穴位于人体膝盖斜下方，小腿外侧之腓骨小头稍前凹陷中，按压该穴，对腰腿疼痛有很好的改善作用。患者仰卧屈曲下肢，按摩者大拇指对准穴位，其余四指托住小腿肚，用拇指指腹垂直按揉。

三指拿捏法

使用该方法时，患者取俯卧位，按摩者双手用拇指指面顶住患者腰背部的皮肤，然后用食指和中指在前按压，三指同时用力提拿肌肤，双手交替向前移动。

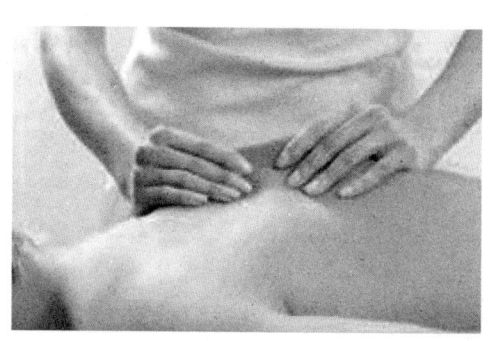

腰椎按摩法

患者俯卧，双腿伸直，使腰椎伸展。按摩者站在患者身体一侧，一手放在患者疼痛侧的大腿根部，将腿部抬起；另一只手按在腰椎处，在抬起大腿的同时，按压腰椎，反复施力，左右腿交替进行，不可用力过度。

●按摩图解

　　增生的骨质刺激腰椎周围的软组织，会出现压迫神经、水肿等现象，脊椎按摩主要用于缓解由此造成的疼痛症状。

Step 1 手掌按压法

要点：操作 1 分钟

大拇指在上
双掌根着力于疼痛区

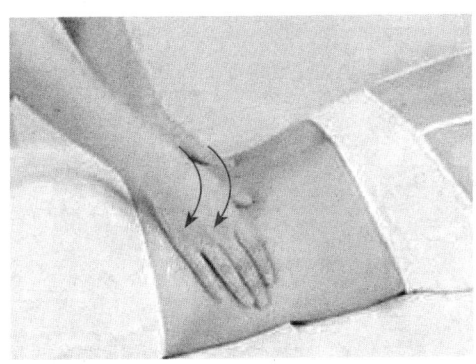

Step 2 点按阳陵泉

要点：操作 1 分钟

大拇指对准穴位，其余四
指托住小腿肚

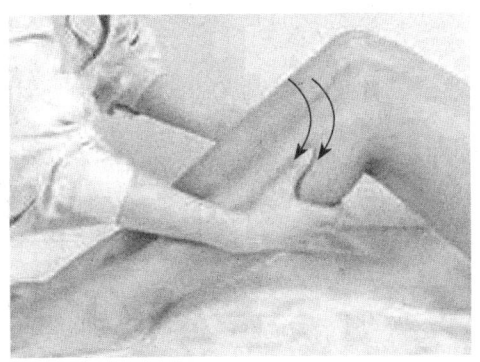

Step 3 三指拿捏法

要点：操作 2 分钟

食指和中指在前按压
拇指指面顶住下部皮肤

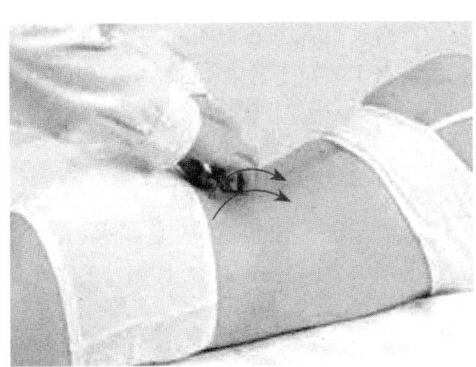

Step 4 腰椎按摩法

要点：操作 1 分钟

一手向下按压腰部
一手向上抬起腿部

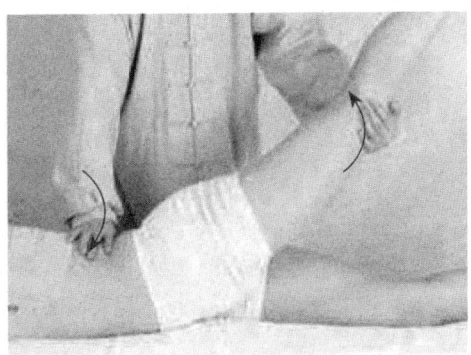

关节按摩

中老年人很容易患上腰椎骨关节病，主要是因为骨关节会随着年龄的增长发生变化，所能承受的压力降低，再加上骨质增生、韧带松弛等原因，促使腰椎骨关节病的形成。

● 操作方法

掌摩腰臀法

骶髂关节的损伤大多会同时带有腰臀部软组织的损伤，所以对其软组织的治疗也是治疗此病的方法之一。患者俯卧，双臂枕于头下，按摩者置于患者身体一侧，将一手手掌放在患者腰臀部，做有节律的环形摩动。

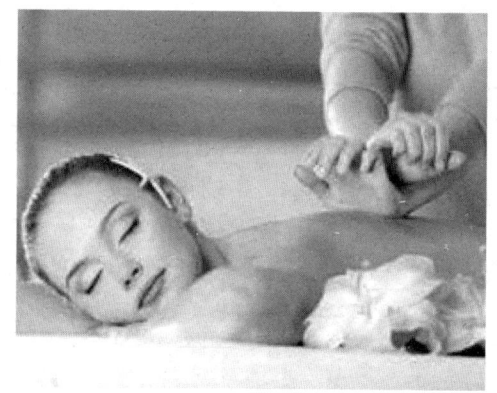

掌压环跳

患者俯卧，按摩者用手掌按住环跳穴，施力按压，力道控制在患者可以承受的范围内。本方法刺激范围广，力量拿捏方便，具有消积导滞、活血化瘀、消肿止痛、舒筋活络、缓解痉挛等作用。

仰卧摇腰法

该方法用于腰椎不稳定、骨质增生、移位综合征患者。患者仰卧，按摩者站在患者身旁，用一只手握住患者两只脚踝，另一只手放在患者微屈的膝关节上，使患者抬起的双腿左右摇晃，以此活动腰部和髋部，重复 10 ~ 20 次。

屈曲加压法

上述三种动作无不良反应者继续此动作。患者仰卧，抬起健侧的腿屈曲髋关节和膝关节。按摩者用一只手扶住患者抬高腿的踝关节，另一只手扶住患者的膝关节并旋转，然后用力按压膝关节后立即放松，反复 10 ~ 20 次。

●按摩图解

本方法主要通过对腰椎骨关节的伸展、按摩，放松腰臀部肌肉，调整错位或受到损伤的骶髂关节及其周围的肌肉和韧带，治疗疼痛。

Step 1 掌摩腰臀法

要点：操作 2 分钟

> 手臂伸直
> 环形摩动

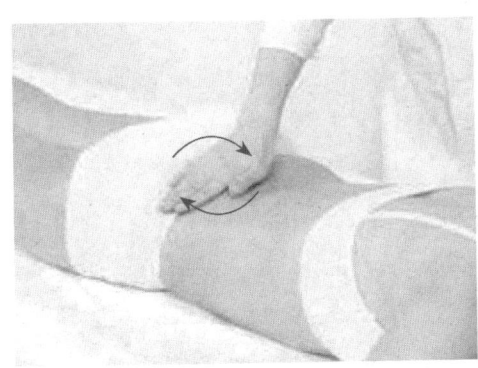

Step 2 掌压环跳

要点：操作 1 分钟

> 用手掌按压

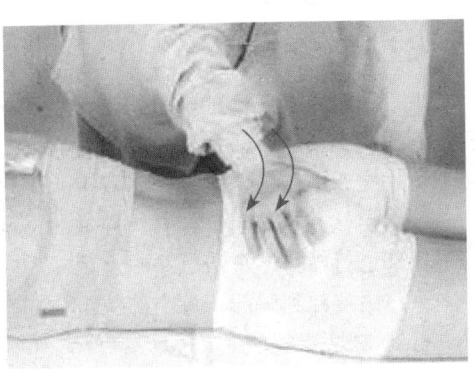

Step 3 仰卧摇腰法

要点：操作 1 分钟

> 一手握住脚踝起固定作用
> 一手左右摇晃腰髋部

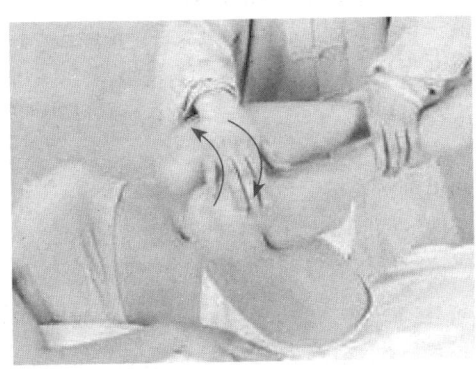

Step 4 屈曲加压法

要点：操作 1 分钟

> 抬起腰椎健侧的腿，膝关节微屈

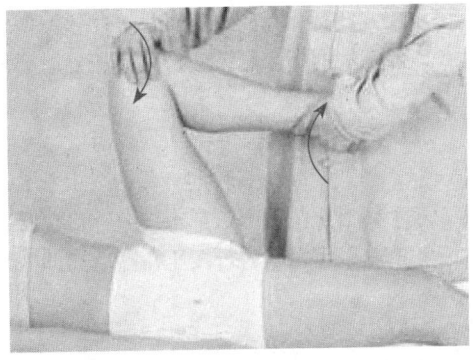

腰肌按摩

腰肌按摩可以有效地缓解棘上韧带损伤，该病症在很大程度上是由于突然负重扭伤腰部，或长期弯腰使腰部负担加重造成的，当棘突从韧带上撕裂或脱离的时候就会出现腰部以及下肢的疼痛酸软。以按揉为主的按摩方法可以有效地缓解此病症。

●操作方法

掌击法

通过对腰腿部的轻轻敲击，刺激棘上韧带，活血化瘀。患者可站立或取俯卧位，按摩者双手手指自然并拢，双臂伸直，用掌根部进行击打，掌击顺序由上到下、由腰部到腿部，每个部位击打到皮肤发热为止。

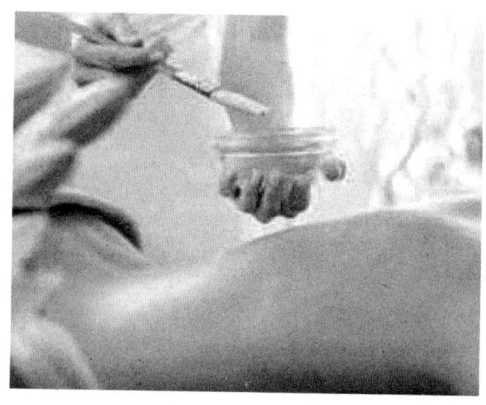

按揉法

患者取俯卧位，按摩者双臂伸直，一手扶住患者的肩部起固定作用，一手手指并拢，用手掌在腰背部疼痛部位进行轻缓地按揉。

按压委中

委中穴位于膝盖里侧中央，横纹中点，股二头肌肌腱与半腱肌肌腱的中间，按压此穴对腰痛不能转侧有良好疗效。指压时，患者俯卧，按摩者用双手扣住膝盖，以左右大拇指来刺激，持续指压到肌肉舒展开为止。

韧带伸展法

患者俯卧，头转向一侧，双上肢放在身体前侧。按摩者跨在患者身体两旁，双手拇指抵住腰部，掌根部放在疼痛腰椎节段的两侧，双手对称的对腰椎部位柔和的施以压力，进行按压，随后立即松开，每次加压时较前次力度逐渐增加。

●按摩图解

按揉轻擦的方法对缓解肌肉僵硬、疏通经络有很好的疗效，能有效增强腰背部肌肉和筋膜的韧度，缓解疼痛的同时也能预防韧带的损伤。

Step 1 掌击法

要点：操作 1 分钟

掌击顺序由上到下、由腰部到腿部

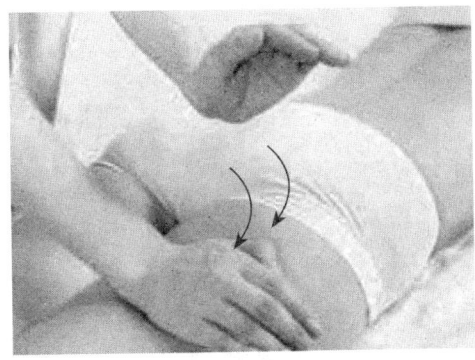

Step 2 按揉法

要点：操作 1 分钟

按揉顺序是先疼痛点周围的区域，再疼痛点

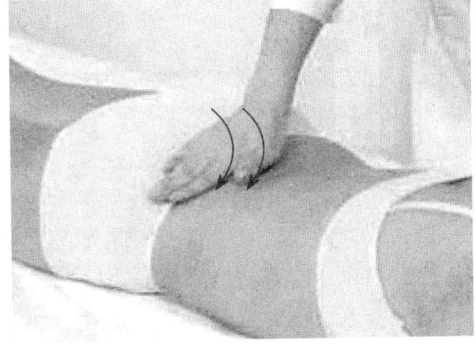

Step 3 按压委中

要点：操作 1 分钟

双手扣住膝盖以左右大拇指来刺激

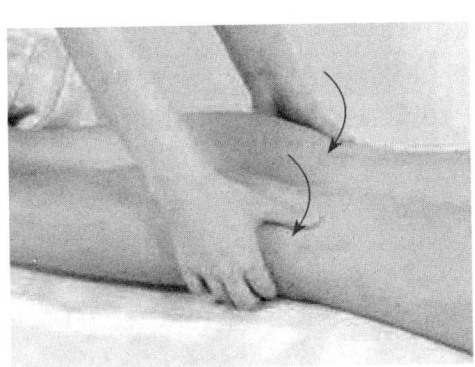

Step 4 韧带伸展法

要点：操作 2 分钟

双手对称施力

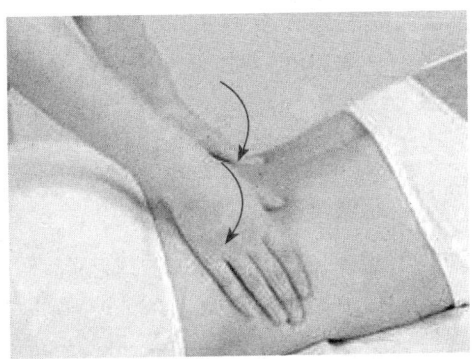

松弛韧带

棘间韧带损伤有急性和慢性之分，通常情况下，急性多是因为腰部突然承受重力或暴力所造成的，这种情况下并不适合使用按摩疗法。因此这里介绍的手法主要适用于慢性棘间韧带损伤的患者。

●操作方法

棘间按摩法

患者俯卧，双上肢放在身体两侧。按摩者站在患者身旁，一只手掌根部放在疼痛部位，另一只手掌压在该手掌之上，上身前倾，双臂伸直，双手掌缓慢向腰椎一侧施压。本法适用于医用，患者在家使用时要注意力道，遵循医嘱。

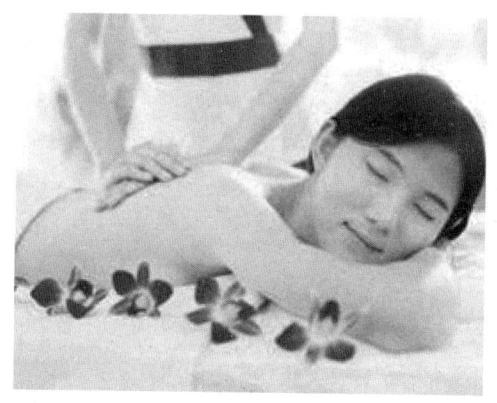

掌擦韧带法

患者取俯卧位，全身放松，按摩者立于患者身体一侧，双臂伸直，双掌放在腰背部疼痛区域，拇指按住一点起固定作用，掌心微抬起，其余四指左右滑动，轻擦疼痛部位，直至皮肤发热，以放松腰背部的棘间韧带。

点揉肾俞

患者俯卧，按摩者双臂伸直，双手大拇指的指端放在肾俞上，上半身前倾，施加全身的力量于指端，用力点按该穴位，力道控制在有点疼但很舒服的状态，以松弛腰部紧绷的肌肉和韧带。

指揉腰阳关

患者取俯卧位，双脚并拢，双膝伸直，按摩者将大拇指指腹置于腰阳关上，拇指按顺时针方向不离开穴位进行画圈似的揉动，同时患者腰背保持挺直。左右手可交替进行。

●按摩图解

对于棘间韧带损伤最好的防治方法就是对韧带进行松弛，这样不仅能增强韧带的韧性，也能缓解疼痛。

Step **1** 棘间按摩法

要点：操作 1 分钟

双臂伸直
双手叠加

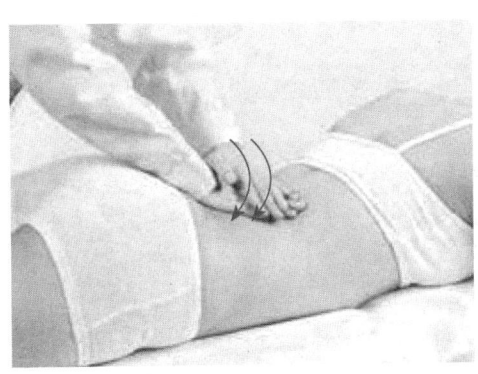

Step **2** 掌擦韧带法

要点：操作 2 分钟

拇指按住一点固定左右滑动
摩擦其余四指左右滑动摩擦

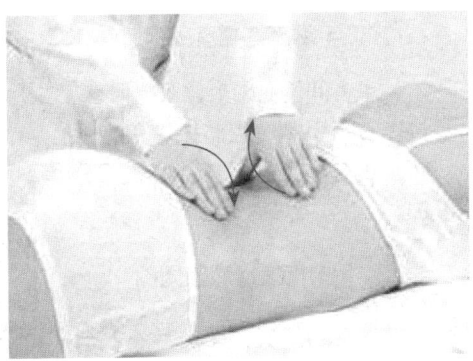

Step **3** 点揉肾俞

要点：操作 1 分钟

患者保持腰背部伸直

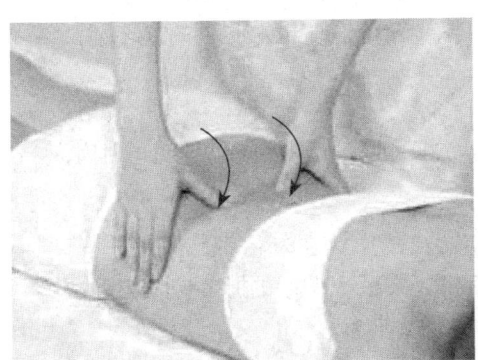

Step **4** 指柔腰阳关

要点：操作 1 分钟

顺时针画圈

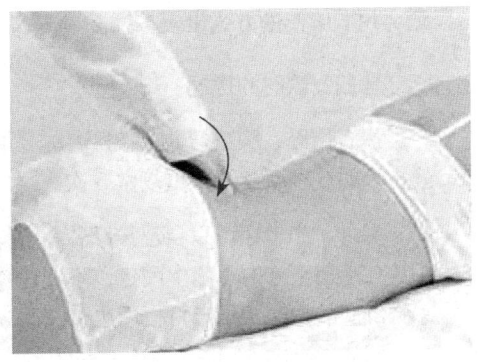

膝盖按摩

膝盖的疲劳可以通过他人或自己对膝盖周围的肌肉摩擦揉捏等方式来缓解，但是要注意有些情况是不能按摩的。这些情况包括：膝盖本身在发痛，膝盖有肿胀或发热的情况，有积水或积血的浮肿现象，膝盖完全无法弯曲。

●操作方法

手掌摩擦膝盖周围

患者仰躺在床上，双腿伸直。按摩者用手掌覆盖整个膝盖，从膝盖下方向上方轻轻摩擦约2分钟。

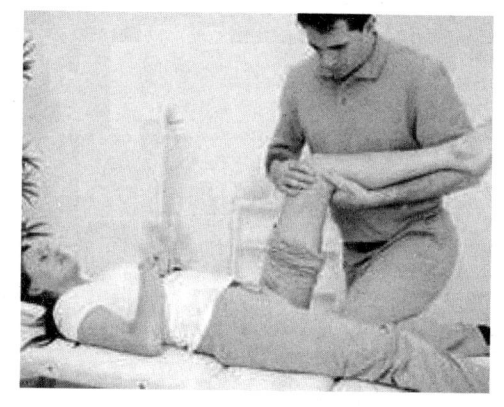

用拇指搓揉膝盖周围

患者躺在床上，膝盖微微弯曲。按摩者将拇指指腹置于半月板和其周边骨头（大腿骨）之间。沿着半月板，轻轻搓揉1分钟左右。注意，用力一定要轻，否则可能会有压伤半月板的危险。拇指较粗大的人，可以用食指或中指按摩。

伸直下肢时的按揉

患者俯卧，下肢伸直。按摩者用拇指指腹抵住膝窝内侧的肌肉，以轻微的力道，用画圆圈的方式慢慢按揉5～6次。膝盖外侧的肌肉也以同样的方式按摩。

弯曲膝盖时的揉捏

患者俯卧，膝盖弯曲，按摩者先扶握住患者脚背，然后抓起膝窝处的肌肉，静止大约5秒后放开，重复做5次。

另外，患者还可以自己按摩膝盖，操作方法是：坐在床上，膝盖弯曲，一只手放在膝盖下方的小腿上固定，不要让膝盖摇动；另一只手的拇指或食指指腹以感觉舒服的力道按压半月板周边，按摩3～5分钟。

●按摩图解

　　将摩擦和揉捏两种方式结合起来，可以有效缓解下肢的疲劳，下图所示为按摩膝盖前侧和膝盖后侧的具体方法。

Step1 手掌摩擦膝盖

要点：操作2分钟

从膝盖下向大腿根部摩擦

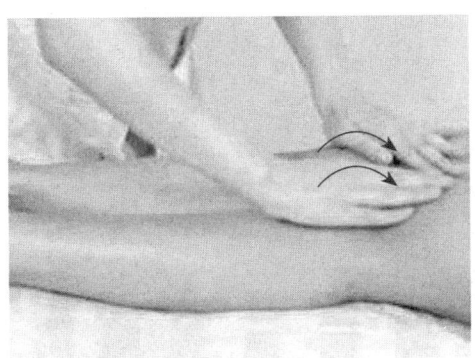

Step2 拇指搓揉膝盖

要点：操作1分钟

拇指指腹置于半月板和大腿骨之间，上下揉搓

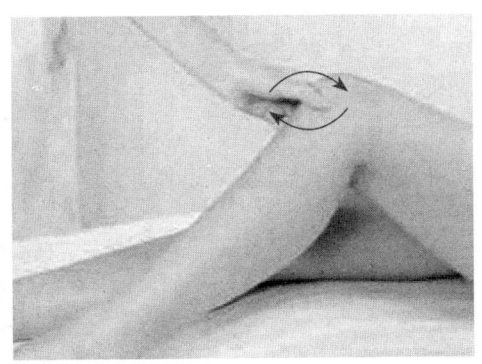

Step3 伸直下肢按揉

要点：操作1分钟

抓住膝窝处的肌肉以画圆的方式慢慢扭转

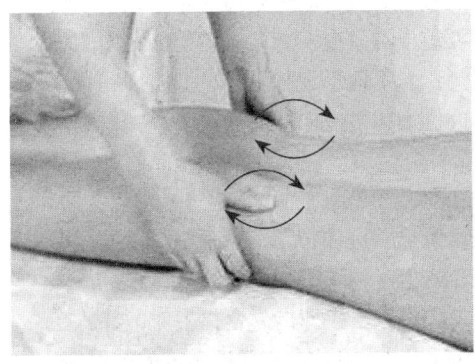

Step4 弯曲膝盖揉捏

要点：操作1分钟

一手握住脚掌一手抓起膝窝处肌肉

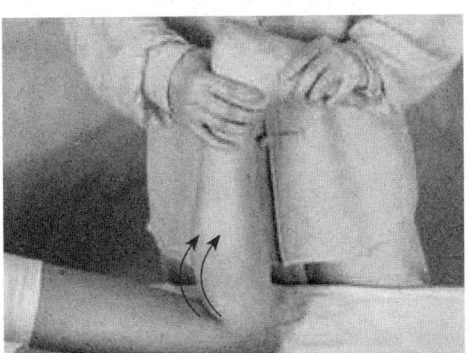

腿部肌肉按摩

揉捏法是将揉和捏结合起来的一种方法，通过揉捏肌肉可提高肌肉的收缩力和柔软性。本方法主要针对下肢肌肉，平时多加操作，可以缓解下肢僵硬，消除下肢疲劳，改善下肢病症。

●操作方法

揉捏的方向

基本上揉捏的方向由远心端向近心端进行，但是需要用画圆圈的方式来揉捏。以患者不会感觉到疼痛的力道，在舒服的范围内大力揉捏，适用于四肢及腰背部的软组织损伤。

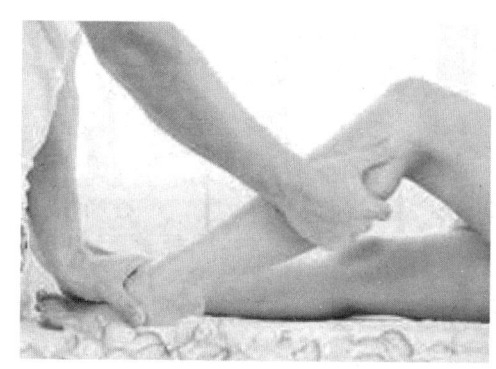

揉捏的方法

（1）用整个手心揉捏：这是按摩较大块的肌肉时所用的手法，如大腿部位。

（2）用两根手指揉捏：即用拇指和食指揉捏，适用于手指或脚等细长的部位的按摩。

揉捏法缓解大腿疲劳

先用双手拇指指腹用力揉大腿后侧，越接近臀部，肌肉就越大越厚，所以按摩膝窝时要轻一点、快一点，接近臀部时要重一点、慢一点。大腿外侧和内侧分2次做，各按摩2次。再用手揉捏大腿前侧：一手置于大腿上方，把肌肉和骨头分开拉提揉捏，不只表层肌肉，连深层肌肉也一起慢慢地拉提揉捏。

揉捏法缓解小腿疲劳

先揉捏小腿后侧：患者弯曲膝盖，按摩者一手握住脚掌，一手用拇指揉捏小腿后侧，从脚踝到膝盖做螺旋式推进。揉捏5次之后，用轻擦法按摩1次，重复4～5次。再揉捏小腿前侧：按摩者一手按住患者脚背，一手拇指、食指相对，并放在小腿上，从脚踝向膝盖方向揉捏，每个部位揉捏2～3次，在靠近膝盖的过程中，力道逐渐增强，速度逐渐放缓。

●按摩图解

　　揉捏肌肉是摩擦皮肤力度比较强的方式，可以从内到外缓解下肢的疲劳，揉捏大腿和揉捏小腿的方式如下图所示。

Step 1 揉捏大腿后侧
要点：操作 2 分钟

拇指指腹揉捏大腿
方向从膝窝到大腿根部

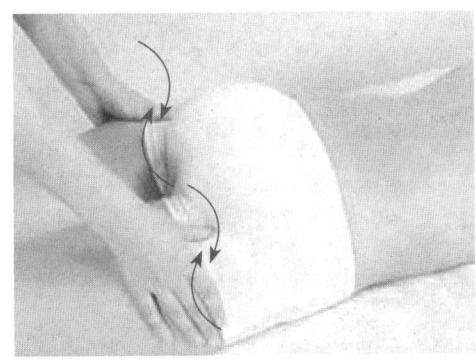

Step 2 揉捏大腿前侧
要点：操作 1 分钟

用力拉提揉捏大腿肌肉

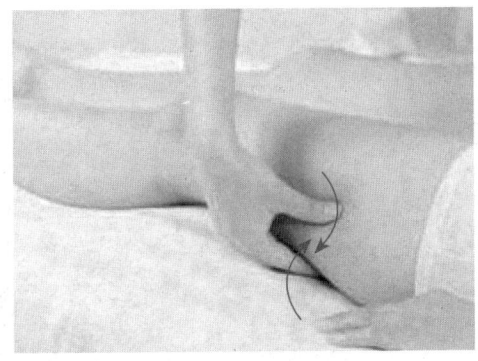

Step 3 揉捏小腿后侧
要点：操作 1 分钟

从脚踝向膝盖方向揉捏

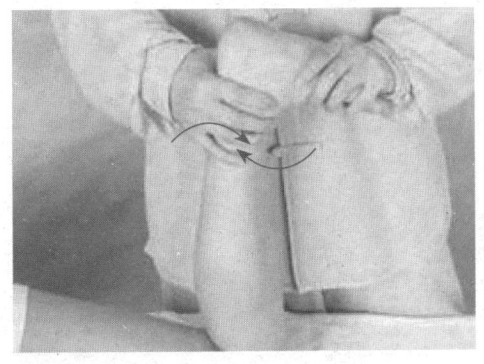

Step 4 揉捏小腿前侧
要点：操作 1 分钟

两手指相对并在小腿上同
时用力揉捏

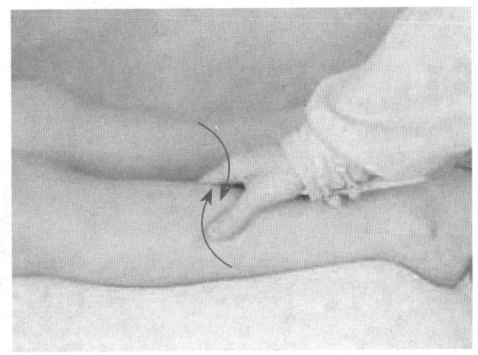

第四章

紧急腰腿痛！
妙法马上止痛

正常情况下，腰腿部活动的幅度、承受的力度十分有限，然而在日常生活中，我们可能会因为不当的体力劳动或是运动，导致腰部扭伤、踝部扭伤等急性伤痛。储备一些关于急性腰腿痛的相关基础知识，学习其应急物理止痛法、指压止痛法很

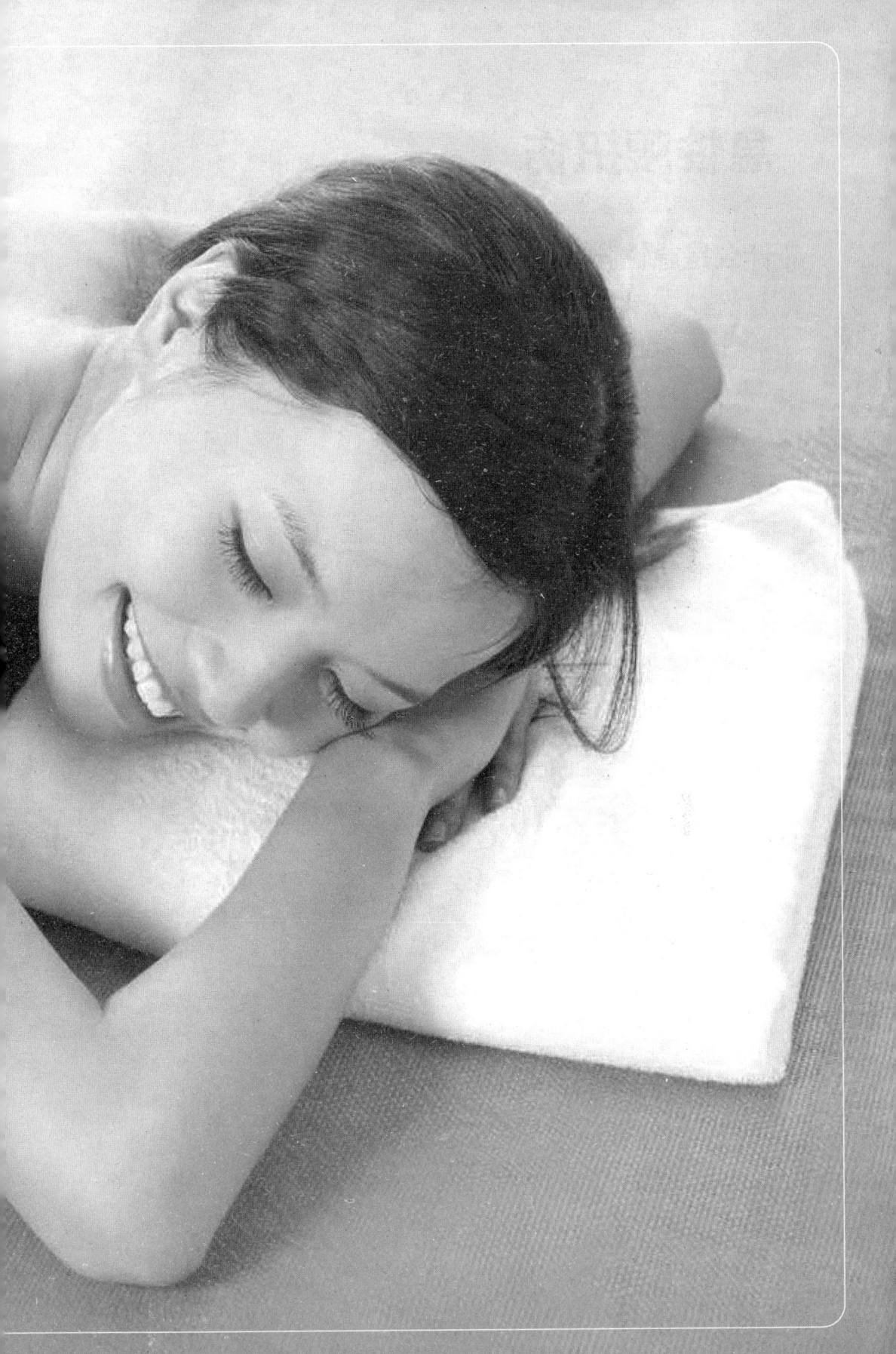

急性腰扭伤

| 什么是急性腰扭伤?

因活动失衡导致的腰部肌肉、韧带、筋膜、椎间小关节的损伤,称为急性腰扭伤,也称"闪腰岔气"。急性腰扭伤多发生于腰骶、骶髂关节、椎间关节或两侧骶棘肌等部位,且程度轻重不一,其严重者可能卧床不起。常见的引起急性腰扭伤的原因有以下几点:

01 无准备活动

无论是体力劳动或各项竞技活动,如果在正式开始前能对脊柱及四肢进行由慢到快、由小幅度到大幅度的准备活动,则不易发生损伤(包括腰部扭伤)。反之,在无准备活动情况下突然开始加重脊柱负载量,则容易引起扭伤及韧带撕裂。

02 姿势不当

在日常劳动中,尤其是在平日难得有机会进行重体力劳动的家庭妇女或脑力劳动者,当遇到重物体需搬动时,往往不习惯先将身体向前靠拢、屈膝、屈髋,再双手持物,并在抬起(举)的同时使膝及髋关节逐渐伸直。而是用力不当,以致将腰部扭伤。

03 劳动方式不当

某些劳动者不能自行掌握正确的劳动方式,例如操纵接送患者的推车时,如果不是采用"推"而是采用"拉"的方式,则由于椎旁纵向肌群用力较大而易引起腰部扭伤。诸如此类的动作,在日常生活及工作中十分多见。

04 相互配合不当

两人以上共同参加的劳动或体育运动项目比赛中,如果其中一方动作不协调,由于重力的偏移而易引起另一人的腰部扭伤或其他部位损伤。尤其是在精神和体力准备不足的情况下更易发生。

05 其他原因

包括自高处跌下、平地滑倒、交通意外或生活意外等,均可引起腰部扭伤。

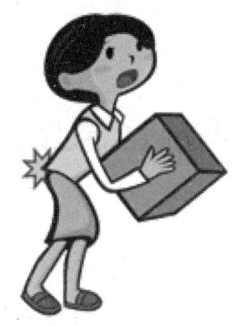

| 腰扭伤时的应急物理止痛法

发生急性腰扭伤后，先在 1 ~ 2 天内用冷毛巾做腰部湿敷，使破裂的小血管收缩止血，然后改用热毛巾湿敷，促进血肿吸收，再采取以下方法治疗：

01 卧床休息

急性腰扭伤后，卧床休息是最基本的治疗。卧床休息不仅有利于解除腰肌痉挛和减轻疼痛，还有利于促进损伤组织的修复和愈合。床铺以加有 10 厘米厚棉垫的硬板床为佳，自由体位，以不痛或轻痛为宜。

02 悬吊牵引

患者站在单杠或门框架下的矮凳上，双手高举握住单杠的横杠或门框架，双足离凳，上肢、躯干和下肢放松，利用身体重量悬吊牵引腰部。每天 3 ~ 5 次，结束时足踏凳下。

03 伸腰牵引

患者仰卧床上，若为单侧腰痛者，痛侧的髋、膝关节屈曲，然后借惯力猛力伸直下肢，以此来牵拉腰部；若是双侧腰痛者，可交替进行。每天 3 ~ 5 次。

04 按摩牵拉

以手掌或鱼际轻拍患者腰部，然后使患者仰卧，一人立于头部，双手放于患者腹部；另一人握住双脚，一齐对抗牵拉约 1 分钟。每天重复 2 ~ 3 次。

05 抱膝滚腰

患者仰卧床上，首先屈曲膝盖，接着缓慢抬起双下肢，屈曲髋部，双手相扣抱于膝关节的下方，头部尽量向双膝靠拢，使脊柱向背部后凸，利用自身的力量，做摆椅式的滚动。开始时腰肌比较板硬，但滚动 1 ~ 2 分钟后，腰肌痉挛即可得到缓解，疼痛也会有所减轻，之后可加大滚动幅度，此法特别适用于年老体弱者。

指压应急止痛法应避开腰部穴位

通常腰部扭伤后会出现剧烈疼痛，这时再指压腰部穴位可能会痛上加痛。所以，此时应求助于腰部之外的穴位，如委中穴、承山穴、解溪穴、脚部腰椎反射区等。

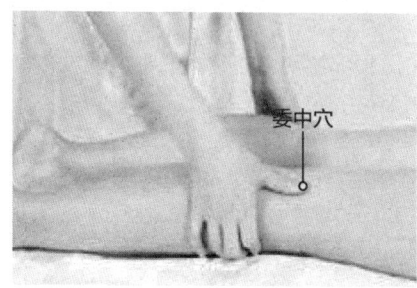

1. 以边指压边按摩的方式刺激委中穴

力度：强　节奏：慢　次数：5

手法：患者俯卧，指压者选疼痛明显一侧的委中穴，用拇指点压并顺时针按摩，以患者感到局部酸、胀、麻，并向足下放射为度。

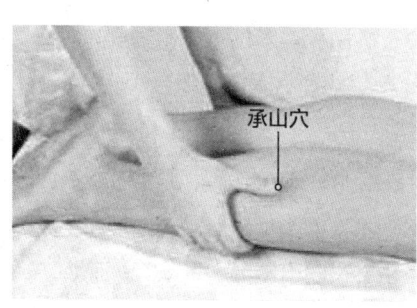

2. 抓捏小腿，用拇指来刺激承山穴

力度：强　节奏：慢　次数：5

手法：患者俯卧，伸直双腿，指压者先对患者腿部进行抓捏，继而将拇指置于承山穴之上，做指压。

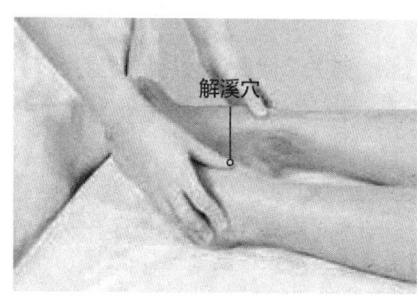

3. 以刺激肌腱为目的指压解溪穴

力度：强　节奏：中　次数：5

手法：患者转为仰卧姿势，指压脚踝中央的解溪穴，如果感觉到刺激扩张到肌腱，则表示治疗已成功一半。

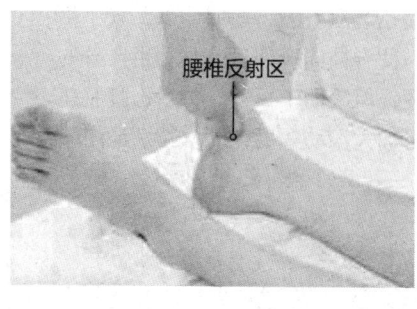

4. 以理筋为目的指压脚部腰椎反射区

力度：中　节奏：中　次数：5

手法：指压者选取患者较痛一侧的脚，用食指指节指压脚部腰椎反射区，以患者感觉局部有酸痛感为宜。

膝关节软组织损伤

| 负荷大的膝关节容易受伤

　　软组织损伤是指各种急性外伤或慢性劳损以及自己疾病病理等原因造成的人体的皮肤、皮下浅深筋膜、肌肉、肌腱、腱鞘、韧带、关节囊、滑膜囊、椎间盘、周围神经血管等组织的病理损害。膝关节是人体各种活动中负荷较大的关节之一，是人体下肢重要的骨连接，它除了起着承重作用以外，人体的下肢活动、转向变向都需要膝关节的协同作用，所以受伤的机会也较多，可以占到运动损伤总量的 25% 左右，是运动损伤的高发部位。膝关节软组织损伤主要是因跌打磕碰所致，与平时的活动有关，当做剧烈活动时很容易受到损伤。病症见局部肿胀、压痛、瘀血、膝关节活动受限、断损处压痛，可触到凹陷并可闻及骨声。

　　下面向大家介绍几种常见的膝关节软组织损伤：

01 前交叉韧带损伤

　　前交叉韧带对于维持膝关节的稳定非常重要，其主要作用是限制胫骨过度前移、膝关节过伸、胫骨旋转等。正因其起着重要作用，这才造成了在各种膝关节的急性伤病中，它总是很不幸的首当其冲。它的受伤一般是由于膝关节过伸或者过度外展造成的。这种损伤在需要急停、急转这样结合各种变向动作的运动中非常常见，典型的就是在进行足球、篮球等运动项目的过程中。

02 半月板损伤

　　半月板的主要作用是传导载荷、协助维持膝关节稳定、增强润滑、调节关节压、吸收振荡、感受本体感觉等，常常会因为膝关节活动中突然出现变化而导致受伤。例如，当膝关节同时进行屈伸运动和旋转运动时，半月板需要按照这两种运动的不同要求进行移位变化。结果，一心不能二用的半月板就有可能出现"自相矛盾"，导致半月板没有出现在合适的位置上，被膝关节关节面挤压，造成半月板挤伤或者破裂。

　　我们可以清晰地解释每一种伤病的主要形成原因以及高危因素，但是正可谓是"覆巢之下，焉有完卵"，绝大多数的膝关节伤病都会形成多重的损伤。最常见的就是我们所说的"膝关节三联征"，这一般是膝关节受到强大的旋转暴力造成的，使内侧副韧带、内侧半月板和前交叉韧带同时受伤的三重打击。

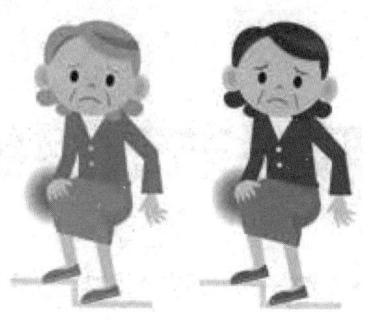

不同损伤的不同处理方法

如果是开放性膝关节软组织损伤，即我们所说的破皮，应该首先对膝关节进行止血、清创及保护伤口预防感染，可以使用红药水或紫药水涂抹患处。

如果是急性闭合型膝关节软组织损伤，应该对膝关节进行防肿、镇痛、制动和缓解炎症反应，严禁热疗。首先是进行冷敷，一般是冷敷 24 小时，其间不要揉膝盖，否则会使膝盖肿大，冷敷之后也不要涂抹正骨水，以免加重伤情，24 小时之后可以涂抹药品。冷敷之后，坚持用热毛巾做按摩和热敷，每天两次，每次坚持至少 15 分钟，坚持热敷一个星期就能取得不错的效果。另外，受伤后应该避免剧烈的活动，注意休息，应该加强保暖，避免着凉和受潮。购买一些云南白药或者是药酒，对处理像膝盖碰伤这种情况很有效果。膝盖受伤之后，多吃瘦肉增加营养，待疼痛好转之后可坚持做保健运动。

如果发生膝关节软组织损伤，可按照以下方法做：

01 仰卧屈膝

患者仰卧位，双手将一侧膝关节弯曲，尽量贴至胸部，固定 5 ~ 10 秒，然后伸直腿，再练另一侧腿。一左一右为一次，重复 10 ~ 20 次。

02 拍打下肢

患者端坐在椅子上，双膝屈曲，双脚面自然触地，双下肢尽量放松，用手半握拳，拍打大腿和小腿的内侧、前侧、外侧，以及膝盖周围。每侧拍打 30 ~ 50 次。

03 快蹲慢起

患者自然站立，两脚分开与肩同宽，双手自然下垂，身体自然下蹲，上肢抬起与上身垂直，大腿与地面相平，略加停顿，然后慢慢起来，还原。重复 10 ~ 20 次。

04 小蹲马步

患者身体自然站立，两脚分开与肩同宽，双手自然下垂，膝关节缓慢地向下弯曲，身体向下呈小半蹲马步姿势，一次蹲 10 ~ 20 分钟。

指压膝盖内侧祛痛更有效

　　膝盖后内侧的穴位是属于平时活动较难刺激到的地方，所以，指压此处的穴位，效果会更显著，如委中穴、曲泉穴、阴陵泉穴、膝关穴等。

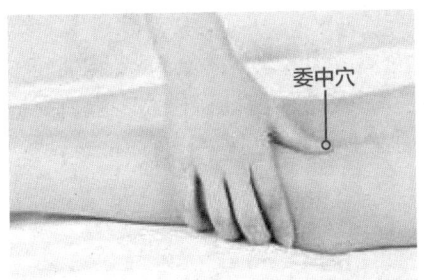

委中穴

1. 用拇指指压腘窝处的委中穴

力度：强　节奏：中　次数：5

手法：患者俯卧，伸直患肢，按摩者用拇指指腹按压委中穴，其余四指附于腿部以借力。

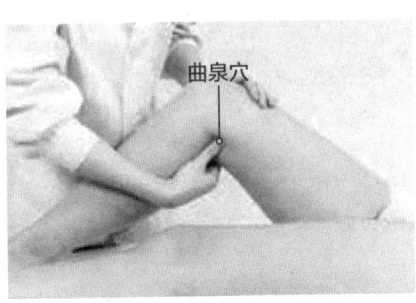

曲泉穴

2. 用拇指指压膝关节处的曲泉穴

力度：中　节奏：中　次数：5

手法：患者仰卧，自然屈曲患肢，指压者一手扶住患者膝盖，另一手拇指指腹置于曲泉穴处进行按压。

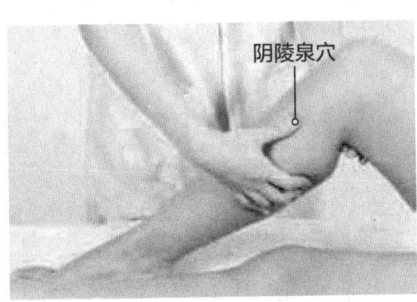

阴陵泉穴

3. 拇指往膝盖方向施力轻压阴陵泉穴

力度：中　节奏：中　次数：3

手法：患者仰卧屈膝，指压者一手固定膝盖，另一手的拇指指腹置于阴陵泉穴处往膝盖的方向进行指压。

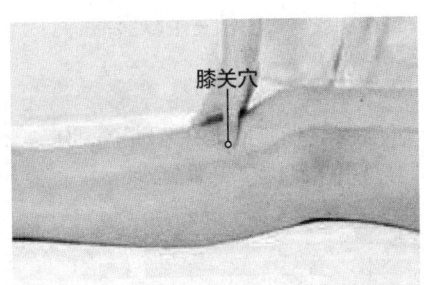

膝关穴

4. 以疏通关节为目的指压膝关穴

力度：强　节奏：慢　次数：5

手法：患者仰卧，伸直患肢，按摩者将拇指指端置于膝关穴上加以按压，其余四指附于腿外侧方便用力。

小腿抽筋

| 哪些情况容易诱发小腿抽筋?

抽筋学名为肌肉痉挛,是指肌肉突然不自主地强直收缩的现象,会造成肌肉僵硬、疼痛难忍。人们常见的腿抽筋其实就是小腿肌肉痉挛,表现为小腿肌肉比如腓肠肌突然变得很硬,疼痛难忍,可持续几秒到数十秒之久。小腿抽筋的常见原因有:

01 寒冷刺激

如冬天在寒冷的环境中锻炼,准备活动不充分;夏天游泳水温较低,都容易引起腿抽筋。晚上睡觉没盖好被子,小腿肌肉受寒冷刺激,会痉挛得让人疼醒。

02 肌肉连续收缩过快

剧烈运动时,全身处于紧张状态,腿部肌肉收缩过快,放松的时间太短,局部代谢产物乳酸增多,肌肉的收缩与放松难以协调,从而引起小腿肌肉痉挛。

03 出汗过多

运动时间长,运动量大,出汗多,又没有及时补充盐分,体内液体和电解质大量丢失,代谢废物堆积,肌肉局部的血液循环不好,也容易发生痉挛。

04 疲劳过度

当长途旅行、爬山、登高时,小腿肌肉最容易发生疲劳。因为每一次登高都是一只脚支持全身重量,这条腿的肌肉提起脚所需的力量将是人体重的 6 倍,当它疲劳到一定程度时,就会发生痉挛。

05 缺钙

在肌肉收缩过程中,钙离子起着重要作用。当血液中钙离子浓度太低时,肌肉容易兴奋而痉挛。青少年生长发育迅速,很容易缺钙,较常发生腿部抽筋。

06 睡眠姿势不好

如长时间仰卧,使被子压在脚面,或长时间俯卧,使脚面抵在床铺上,迫使小腿某些肌肉长时间处于绝对放松状态,都容易引起肌肉"被动挛缩"。

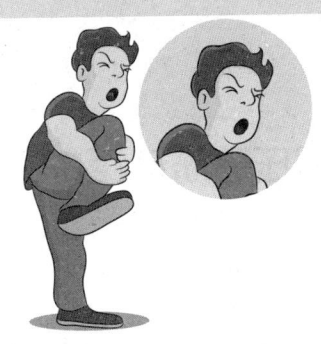

| 常见情境下的抽筋应对法

运动过于激烈时抽筋的处理：急剧运动时腓肠肌突然觉得疼痛、抽筋时，要马上抓紧脚趾，慢慢地伸直腿部，待疼痛消失后再进行按摩。

如果是半夜睡觉出现小腿抽筋，可以按照下面的方法做：

01 绷直脚部

当发生抽筋时，尽量把抽筋的脚用力绷直，使五根脚趾向上，然后身体前倾，努力用双手拉伸抽筋脚的大脚趾，腿不要弯曲，否则不会起到效果。这样用力拉，坚持一两分钟，抽筋的症状就会消失。

02 脚掌相对

当身边人发生抽筋时，可以坐在其对面，双手拉在一起，用自己的脚与其抽筋腿的脚相对，然后用力地压对方的脚趾。让对方抽筋的腿保持伸直。

03 快速拉筋

抽筋的时候，千万不要把腿弯曲或者是蜷起来，否则会更疼。最好的办法就是快速拉筋，把筋拉回到原来的位置上，疼痛自然就停止了。

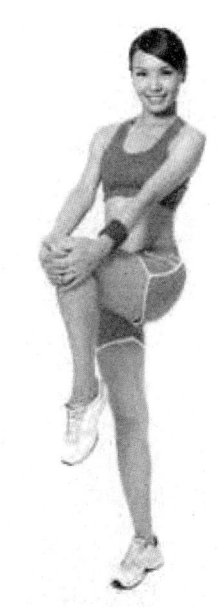

04 往后弯腿

抽筋的时候，可以用没有抽筋的腿单足站立，然后把抽筋的腿往后弯过来，靠向大腿处，接着用双手在身体后面抓住足部，用力往上拉。

05 单足弹跳

当腿抽筋时，忍着疼痛，用抽筋的脚立于地上，另一条腿弯起，然后把脚后跟往上提，人也随之往上拔高。但应注意，手一定要扶着东西，以免摔倒。

指压理筋速缓不适

刺激小腿上的筑宾穴、委中穴、承山穴、足三里穴，即可使脚部的血液循环变好，这样小腿肌肉的痉挛疼痛自然会消失。

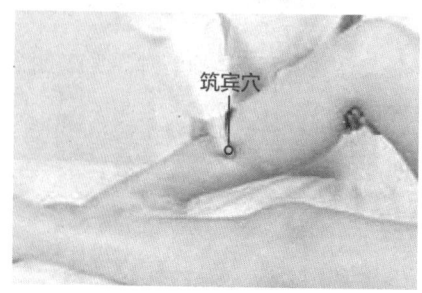

1. 用拇指指端适当刺激筑宾穴

力度：强　**节奏**：中　**次数**：5

手法：患者仰卧，自然地屈曲患肢，小腿抽筋时用拇指指端指压筑宾穴，可使小腿肌肉得到放松。

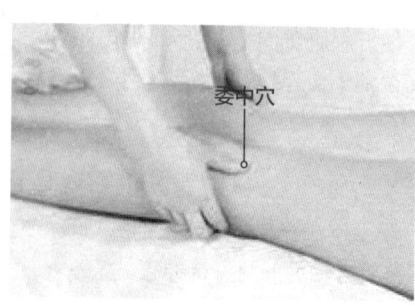

2. 用拇指指腹指压委中穴

力度：强　**节奏**：中　**次数**：5

手法：指压委中穴时，患者采用俯卧的姿势，指压者伸直双臂用拇指指腹进行操作，持续指压至肌肉舒展为止。

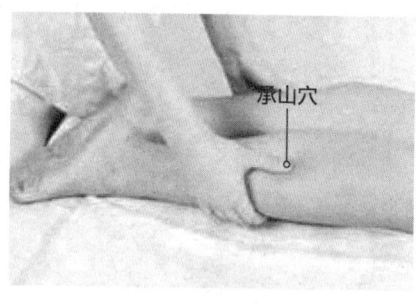

3. 双手强力指压承山穴

力度：强　**节奏**：慢　**次数**：5

手法：患者俯卧，尽量伸直双腿，指压者将拇指指腹置于承山穴上用力按压，其余四指握住患者下肢以固定。

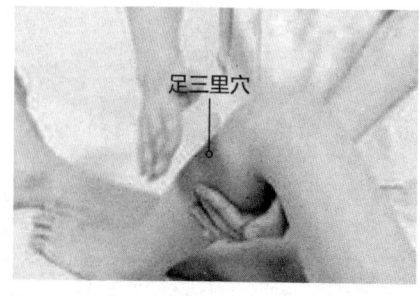

4. 拍打指压足三里穴

力度：强　**节奏**：快　**次数**：5

手法：患者仰卧或采取坐姿，屈曲患肢，指压者先用手掌对足三里穴处加以拍打，然后用拇指指腹按压穴位。

踝关节扭伤

| "崴脚" 的无法言说之痛

在外力作用下，关节骤然向一侧活动而超过其正常活动度时，引起关节周围软组织如关节囊、韧带、肌腱等发生撕裂伤，称为关节扭伤。轻者仅有部分韧带纤维撕裂，重者可使韧带完全断裂或韧带及关节囊附着处的骨质撕脱，甚至发生关节脱位。关节扭伤日常最为常见，其中以踝关节最多，其次为膝关节和腕关节。

踝关节扭伤发生的原因大多是身体失去重心、落地时踩在别人的脚上或脚被绊倒时出现；或在高低不平的地面上，又缺乏自我保护的应变能力，都可能引起脚踝关节突然向内或向外翻转而发生脚踝扭伤，也就是我们平常说的"崴了脚"。

踝关节扭伤的患者根据不同的损伤部位，有以下两种不同的临床表现：

01 外侧韧带损伤

外侧韧带损伤由足部强力内翻引起，因外踝较内踝长和外侧韧带薄弱，使足内翻活动度较大，临床上外侧韧带损伤较为常见。外侧韧带部分撕裂，较多见，其临床表现是踝外侧疼痛、肿胀、走路跛行，有时可见皮下瘀血；外侧韧带部位有压痛；使足内翻时，引起外侧韧带部位疼痛加剧。外侧韧带完全断裂比较少见，局部症状更明显，由于失去外侧韧带的控制，可出现异常内翻活动度。有时外踝有小片骨质连同韧带撕脱，叫撕脱骨折。内翻位摄片时，胫距关节面的倾斜度远远超过 5° ~ 10° 的正常范围，伤侧关节间隙增宽。

02 内侧韧带损伤

内侧韧带损伤由足部强力外翻引起，发生较少，其临床表现与外侧韧带损伤相似，但位置和方向相反，表现为内侧韧带部位疼痛、肿胀、压痛。足外翻时，引起内侧韧带部位疼痛，也可能导致撕脱骨折。

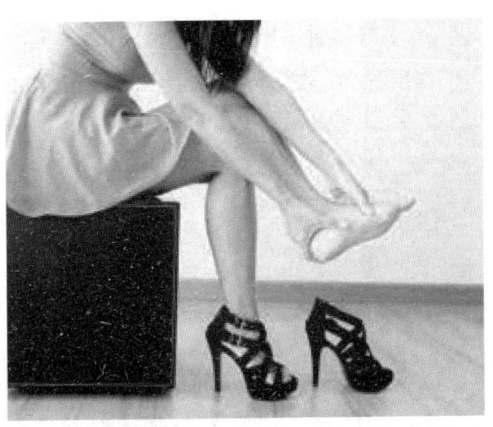

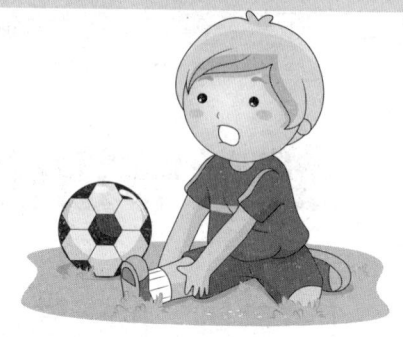

踝关节扭伤的应急物理止痛法

处理脚踝扭伤时，应立即停止运动，抬高受伤的脚，分辨伤势的轻重，进行加压包扎。抬高患肢可加快血液、淋巴液回流，使血液不会淤积于血管损伤处。受伤者可在剧痛过后，以伤脚的脚尖作为支点，然后分别朝顺时针和逆时针的方向轻轻转动几圈。活动脚踝时虽然疼痛，但并不剧烈，大多是软组织损伤，受伤者可恢复行走，说明扭伤为轻度，可用伤湿止痛膏贴敷伤处或云南白药气雾剂喷涂，来减轻疼痛和促进受损组织的恢复，并用弹性包扎带或布条进行加压包扎，不可太松或太紧。

需要注意的是，如果脚扭伤后足踝活动时有剧痛，不能持重站立或挪步，按着疼的部位在骨头上，扭伤时有声响，伤后迅速肿胀等，说明可能扭伤到骨头，应立即去医院拍片诊治，以排除骨折的可能，得到有效、及时的治疗，以免耽误治疗的最佳时机。

01 旋转脚踝

一只脚站立，另一只脚旋转画圈，双脚交替进行，也可取坐立或仰卧位进行，最好是站立旋踝。每日一次或早晚各一次，每次 15 分钟左右。

02 拉伸回勾

取坐位，呼气时一脚着地，另一脚向前下方伸直，尽量伸展脚踝前端的肌肉和韧带，保持 1 分钟；吸气时脚尖回勾，保持 1 分钟。两脚交替，各做 10 次。

03 踮脚运动

用两只脚的脚尖前 1/3 着地，其余的 2/3 悬空站立，先踮起脚尖，再放下，然后再踮起，再放下。重复 10 次为一组，每日早、中、晚各一组。

04 脚趾夹石

在地面上放 10 颗小鹅卵石，旁边放一个杯子，然后用你的脚趾把所有的鹅卵石夹到杯子里。成功夹起全部石头算一组，每只脚交替完成两组。

05 脚底拉伸

赤脚坐在椅子上，以跷二郎腿的姿势使受伤脚踝放松地放在另一条腿上，手握患肢脚趾，向后弯曲，这样可以拉伸脚底的组织，有利于恢复脚踝功能。

| 踝关节扭伤的指压止痛术

如果只是单纯的脚踝软组织扭伤，你可以抬高腿部请家人帮你按压。昆仑穴、丘墟穴、解溪穴、太溪穴都是治疗脚踝扭伤的特效穴位，任何人都能轻易找到。

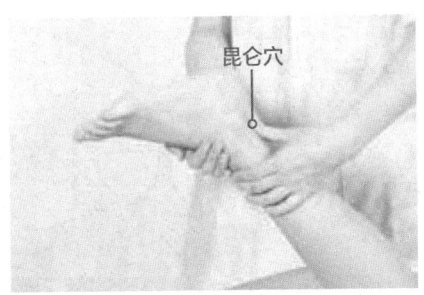

1. 以抬高腿部的姿势来刺激昆仑穴

力度： 中　**节奏：** 慢　**次数：** 5

手法： 患者采取俯卧的姿势，指压者握住患者的脚背，自然地抬起患肢，将拇指指腹置于昆仑穴处来做指压。

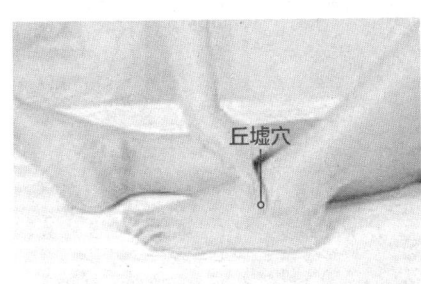

2. 用握住脚踝的方式刺激丘墟穴

力度： 强　**节奏：** 慢　**次数：** 5

手法： 患者仰卧，指压者用拇指指腹压住丘墟穴，用较强的力度按压，再立起指头朝踝关节方向用力下压。

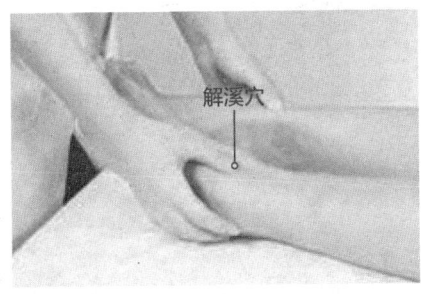

3. 握住脚跟指压解溪穴

力度： 中　**节奏：** 慢　**次数：** 5

手法： 患者仰卧，伸直下肢，尽量下压脚背，无法做到也不可勉强，指压者用拇指指腹按压解溪穴，其余四指握住脚跟。

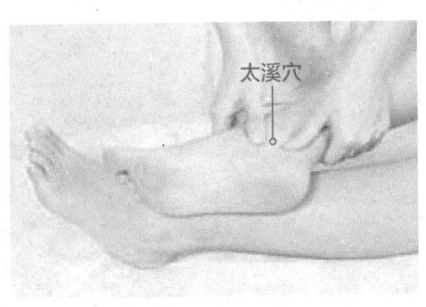

4. 以舒筋活血为目的指压太溪穴

力度： 中　**节奏：** 慢　**次数：** 5

手法： 患者仰卧，将患肢放在健侧腿上，充分暴露太溪穴，指压者用双手拇指指腹按压穴位，并稍用力向两边推开。

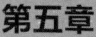

第五章

轻运动疗法，
给您腰腿无痛的人生

　　有句话说得好："不靠医，不靠药，天天锻炼最见效。"腰腿的简易运动主要是通过锻炼，平衡腰椎两侧肌肉和强化腿部肌肉的力量，提高腰腿韧带组织的柔韧性、协调性和弹力，来促进腰腿的功能，防止腰腿软组织病变，预防骨质增生，缓解腰腿病症。

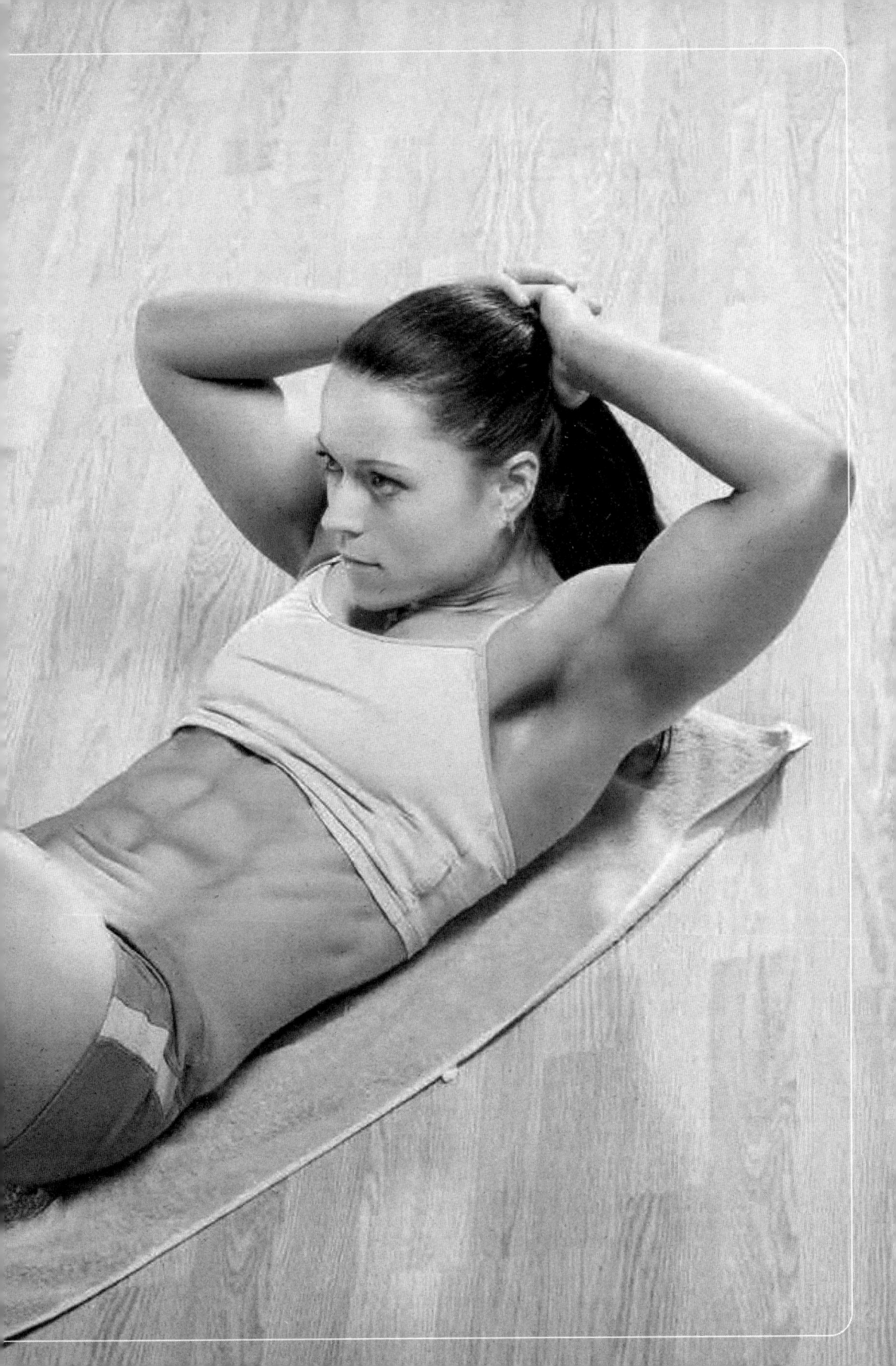

背、腹肌运动，腰痛拜拜

腰痛虽然表现为局部性疼痛，但其疼痛原因与全身都有关系，尤其是与背部和腹部的关系更加密切。一些简单的小动作就可以缓解腰部疼痛，下面列举的两个动作只要你长期坚持，腰部疼痛一定会有所好转。大家可以在工作之余从中选择适合自己的动作，多加锻炼，保护好自己的腰部。

●运动方法

背肌运动

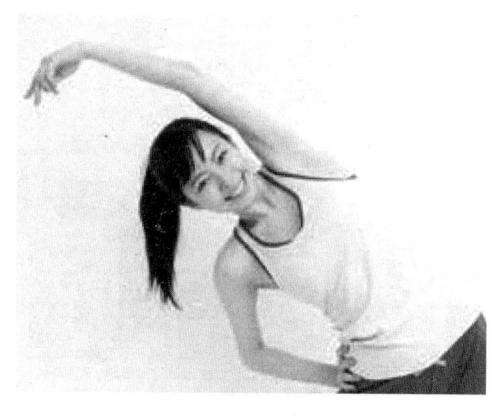

背肌运动主要是锻炼背部到腰部的肌肉，通过运动的方式加强这一部位肌肉的伸展收缩，进而达到缓解疲劳、减轻疼痛的目的。这里给大家介绍一个简单的动作，趴在地板或稍硬的地方，双腿伸直，双手伸直到头顶上方，全身放松，自然呼吸。接着，弯起手肘，把肩膀往上提，注意头和胸部不要抬起来，只是感觉身体在往上拉，维持10秒再恢复初始姿势，如此重复动作。

每天做10～20次上面的动作，刚开始做的时候，可能不太清楚腰部的状况，可以只做5次，再慢慢增加次数；如果运动完的第二天觉得腰部无力或疼痛，可能是运动过度了，要适当的减少运动次数。

腹肌运动

引起腰痛一个重要的原因就是腹肌的衰弱，所以每天挤出一点时间做一下腹肌的运动，可以帮你的腰椎减少不少负担。

首先，平躺在地板或稍硬的地方，双腿并拢，双脚分开，膝盖弯曲，双手放在腹部上，然后轻轻抬起头部，让肩胛骨稍微离开地面，直到眼睛看到肚脐为止，维持该动作10秒再恢复初始姿势，如此重复动作。每天做10～20次的腹肌运动，就可以强健脊椎的腹部肌肉，加大腰部的负重力。在腰部沉重、身体不适或运动过度的情况下，可以适当减少动作次数，做到身体可承受的程度即可。

●运动图解

　　虽然说，背肌和腹肌运动的动作很简单，可大家很容易会忽视一些细节，而这些细节有可能会使你的动作出现错误，从而造成反效果。

Step1 背肌运动与错误的背肌运动

正确的背肌运动要点

> 肩膀上提，头部和胸部不要抬起
> 双肘屈曲抬起，保持小臂伸直状态

错误的背肌运动要点

> 双手抱头会导致上半身反折
> 双脚抬起会对腰肌造成很大负担

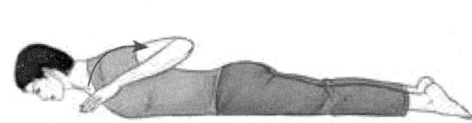

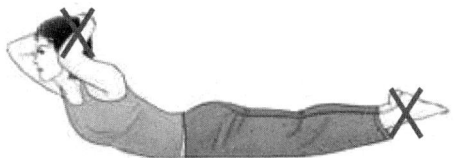

Step2 腹肌运动与错误的腹肌运动

正确的腹肌运动要点

> 肩胛骨微微抬起
> 双脚分开

错误的腹肌运动要点

> 抬起下巴会对腰部造成巨大负担
> 大腿肌肉用力会影响腹肌的锻炼

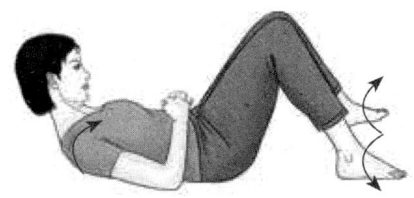

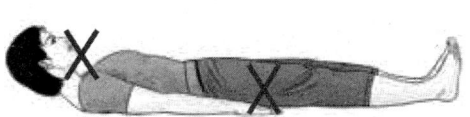

骨盆矫正运动，腰力满满

很多时候，大部分的上班族都会维持同一个动作很久的时间，比如一直坐在办公桌前，同样的姿势久了就会让腰部感觉无力、沉重，也会导致骨盆移动位置。所以做一些小动作把骨盆导回正确的位置是很重要的。

●运动方法

利用地面的骨盆矫正法

选择地板或较硬的地方，避免在床垫或沙发等较软的地方进行，全身放松，平躺在地板上，双臂在身体两侧自然伸开，正常呼吸。在这种状态下会感觉到腰部在微微上浮，悬在空中，脊柱在这个时候是呈"S"形的弧线。然后腹部用力，脚放松，膝盖可以微微弯曲，让骨盆可以贴到地面上，这时会感觉到脊椎像棍子一样挺直，保持这个姿势10秒。每天做2次，长期坚持，就可以维持身体正常的曲线，抑制脊椎弯曲。

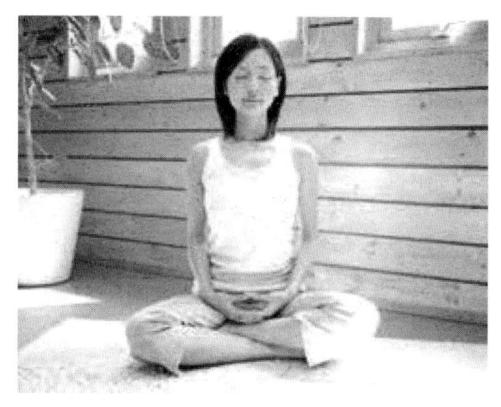

利用墙壁的骨盆矫正法

站在离墙壁10 ~ 20厘米的地方，然后将上半身向后移动靠在墙壁上，保证肩膀与臀部都完全贴在墙上。然后，腹肌特别是下腹用力，减少腰部与墙之间的缝隙，用墙和腹肌来矫正背部的弧线。每天利用工作的空闲时间就可以，1次30秒，每天可做多次。做此动作时不要穿高跟鞋，赤脚或穿平底鞋效果更好。如果你长期站着工作，使用这个姿势进行锻炼，就不会使腰部感到疲劳。

利用椅子的骨盆矫正法

身体与椅子保持40 ~ 50厘米的距离，面向椅子立正站好之后，双脚打开与肩膀同宽，然后双臂伸直让双手握住椅子的上扶手，同时，一腿屈膝，一脚向后伸长至感觉疼痛时停住，保持这个姿势10秒，并慢慢吐气。左右腿交替各做5次，每天锻炼次数可自己把握。

●运动图解

日复一日的维持一个姿势，骨盆地移位就会加重腰痛，而下面这些动作可以让你随时随地的矫正骨盆，远离腰痛！

Step**1** 利用地面的骨盆矫正法

运动要点

> 腹部用力，脚放松
> 膝盖微微弯曲

Step**2** 利用墙壁的骨盆矫正法

运动要点

> 脚与墙相距 10 ~ 20 厘米
> 视线与地面保持平行

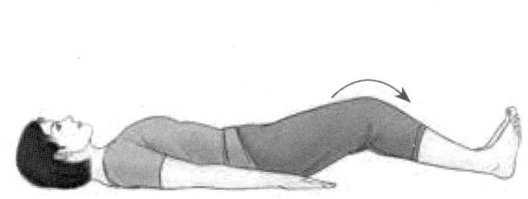

Step**3** 利用椅子的骨盆矫正法

运动要点

> 身体与椅子相距 40 ~ 50 厘米
> 双脚打开与肩同宽，弯腰抓住椅背

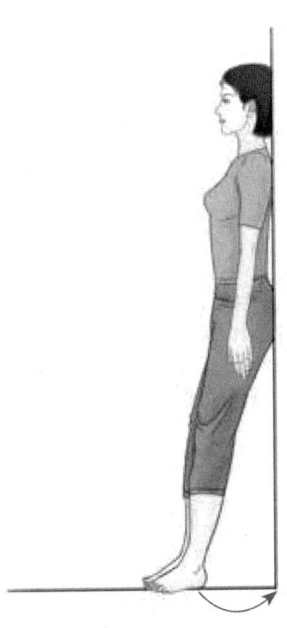

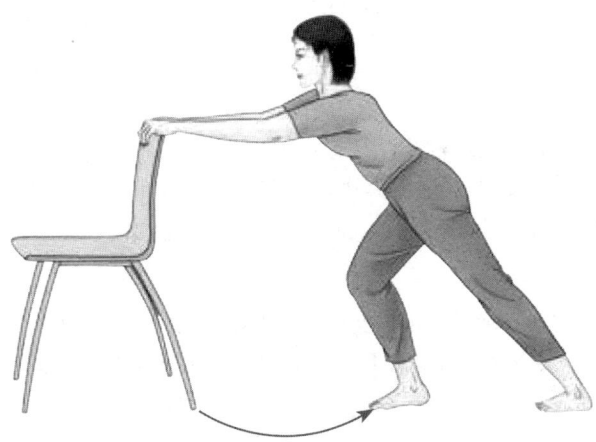

简单猫式运动，轻松护腰

经常对着电脑一坐一整天的上班族，回家之后难免腰酸背痛，当腰部感到沉重无力或紧绷的时候，可以适当做一下猫式运动进行缓解，简单轻松地摆脱紧绷感，疲劳感也一扫而光。

●运动方法

动作一：拱起腰背

四肢着地，膝盖并拢，抬起臀部，手臂和大腿都垂直于地面。深吸一口气，然后保持手臂伸直，吐气，低头，使眼睛看向肚脐，像猫一样让身体的脊椎拱成圆背状，保持这个姿势 10 秒。将背拱起的时候，感觉就像是有绳子在上面提着你的腰部一样，才能成为圆背状态。

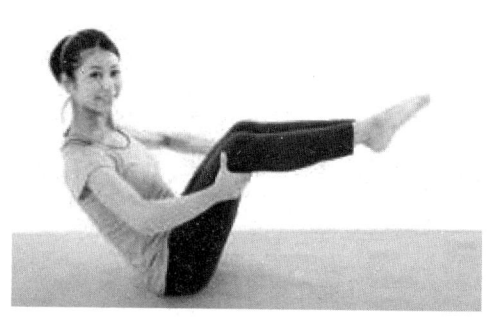

动作二：塌腰提臀

四肢着地，膝盖打开与肩同宽，手臂和大腿都垂直于地面。深呼吸，然后轻轻吐气，同时微微伸展背部，抬头，眼睛看向天花板，吸气的同时塌腰提臀，让腰部形成适当地弯曲，不要憋气，不要过度弯曲造成腰部的负担。让腰部感觉到不舒服的姿势会产生运动的反效果，所以一定要轻松地运动，保持这个姿势10秒。

动作三：臀部后移

上半身前倾，先让四肢着地，然后双臂伸直，上半身向下弯曲直至手肘、腋下都可以贴在地面上为止。同时，缓缓吐气并将臀部向后移动，这样可以伸展腰部与手臂的肌肉。要注意的是，臀部是往后移动，而不是向上抬，上抬的话会造成腰部反折。

让脊椎像猫一样拱起能有效地强化背肌和腹肌，但也不要做过头了。如果手肘弯曲会减损这套动作的效果；如果勉强下巴抬很高，有可能会伤到颈部，适度即可。

●运动图解

　　猫式运动也可以作为强化筋骨和暖身的运动，如果养成每天都做的习惯，长期坚持可以全面地缓解腰痛问题。

Step 1 拱起腰背

运动要点

> 手臂、大腿垂直地面
> 眼睛看向肚脐，拱起背部

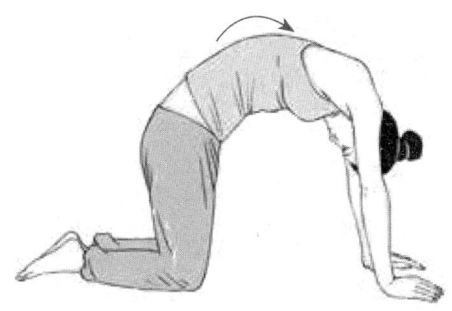

Step 2 塌腰提臀

运动要点

> 眼睛看向天花板
> 塌腰提臀，腰部形成曲线

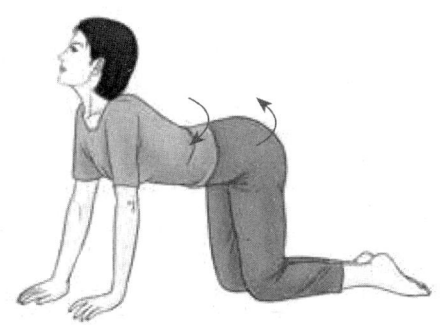

Step 3 臀部后移与错误的猫式运动

运动要点

> 手肘、腋下都贴在地面
> 缓缓吐气并将臀部后移

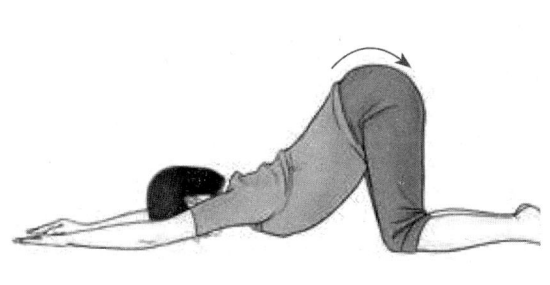

错误的猫式运动要点

> 手肘要伸直，腰部不能过度下弯，
> 否则会加大脊椎的压力

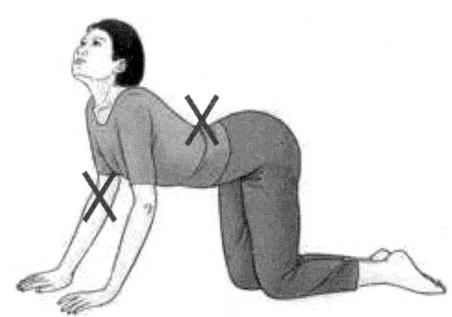

骨质疏松症腰痛运动法

运动疗法是防止和缓解骨质疏松症的重要途径，其原理是通过运动增强骨质的压力或负荷，减少骨钙的丢失，但运动方法要根据患者的年龄、性别、身体状况等来决定。下面这四种方法比较简单，也不会受空间的限制，很适合大家在家里进行。

●运动方法

方法一：挺胸运动

患者坐在椅子上，双腿并拢，双髋双膝均屈曲成90°，然后左手从腰后屈肘使小手臂上伸，右手从脑后屈肘使小手臂下伸，让左手和右手在腰背后交叉相握。然后拉伸双臂，坚持3～5秒，再慢慢放松，重复10～20次，每日1～2组。

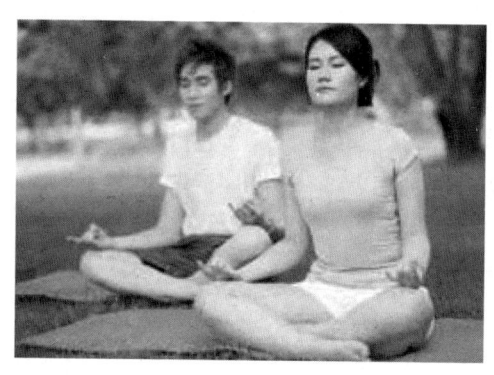

方法二：俯卧伸背运动

患者取俯卧位，上肢平置于身体两侧，两腿伸直，同时做挺胸、抬头、伸背动作，使头部、胸部离开床面，双臂紧贴身体，坚持3～5秒，然后放松。重复10～20次，每日1～2组。

方法三：跪姿后伸髋运动

患者双膝屈曲，两腿膝盖呈90°弯曲，两臂张开撑地，与肩同宽，使头部、腰部、臀部成一条直线。然后腹部和腰部用力，让腰部、臀部抬高，并使右腿最大限度地伸直向上抬升，保持头部、肩部、腰部和臀部成一直线。坚持3～5秒，然后放松，双腿交替进行，各10～30次，每日1～2组。

方法四：仰卧收缩运动

患者取仰卧位，身体平躺，两眼直视上方，放松肌肉，头部和颈部紧贴地面，双髋双膝均屈曲成90°，双手放在膝盖上面，收缩腹肌，同时慢慢抬头，坚持3～5秒，然后放松。重复10～20次，每日1～2组。

●运动图解

根据自身的身体状况和疼痛情况来选择下面的运动方式，注意运动的强度，就可以有效地治疗骨质疏松症所带来的腰痛。

Step 1 挺胸运动

运动要点

左手、右手在腰背后交叉相握
拉伸双臂，双肩后展

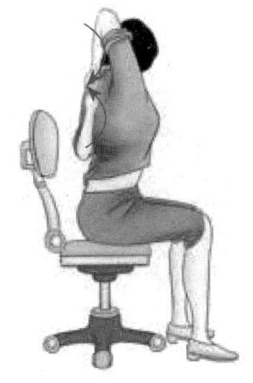

Step 2 俯卧伸背运动

运动要点

脚掌伸直
双臂紧贴身体

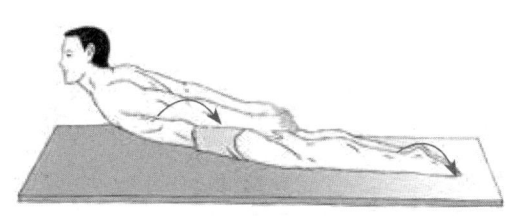

Step 3 跪姿后伸髋运动

运动要点

两臂撑地
抬高腰部、臀部，右腿伸直抬升

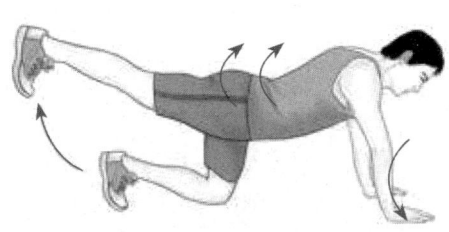

Step 4 仰卧收缩运动

运动要点

双髋双膝屈曲成90°
腰背部紧贴，不要抬起

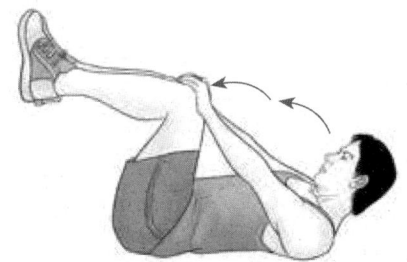

腰椎间盘突出症腰痛运动法

　　针对腰椎间盘突出症引发的腰痛，我们可以进行牵引治疗。牵引治疗是一种基于被动运动的治疗方法，在现代医疗中已经被广泛应用于腰椎间盘突出症和其他腰腿痛病症的治疗，临床证明这种方法具有明显的疗效。

●运动方法

腰椎牵引

　　患者仰卧在床上，双髋关节屈曲 90°，双腿与床面垂直。然后弯曲双肘，小臂与床面垂直，双掌托住双髋，让腰椎尽可能地抬高，同时保持双腿伸直，头颈部紧贴地面，以此牵引腰椎。每次牵引 20 ～ 60 秒，间歇牵引 10 ～ 15 次，每日 2 ～ 3 组。

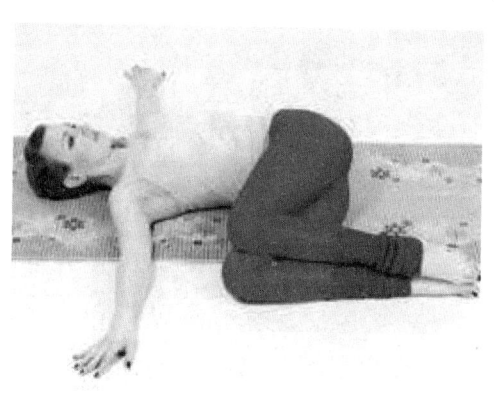

屈腿牵引

　　患者仰卧在倾斜 30° ～ 40° 的床面上，双手握住床边以固定身体，双腿交替做屈曲和伸直动作。运动的双腿会产生惯性，牵引着身体沿倾斜的床面向下滑动，而患者握住床边可以起到阻止身体滑动的作用。重复 5 ～ 10 次，每日 1 ～ 2 组。

直臂合手

　　患者取仰卧位，双臂在身体两侧平举，与肩同高，双腿伸直并拢，双脚微向外张。然后头部和上身转向右侧，同时用左手使劲拍击右手，维持双手手掌合并状态 5 秒左右再恢复，然后头部和上身转向左侧，用右手使劲拍击左手。如此交替做 10 ～ 15 次，每日 2 ～ 3 组。

屈膝转体

　　患者取仰卧位，双臂在身体两侧平举，与肩同高，双腿伸直并拢，保持膝盖并拢，并且脚面要伸直，接着慢慢向身体左侧床面放下，头部也随之转向左侧，维持 2 ～ 5 秒。每次左右交替做 12 ～ 15 次，每日 2 ～ 3 组。

●运动图解

以下介绍的四种方法，您可以根据自身的情况选择性地进行锻炼，只要长期坚持，任何一种方法都会见效。

Step**1** 腰椎牵引

运动要点

双掌托住双髋，抬高腰椎
保持双腿伸直，头颈部紧贴地面

Step**2** 屈腿牵引

运动要点

双手握住床边
双腿交替屈曲、伸直

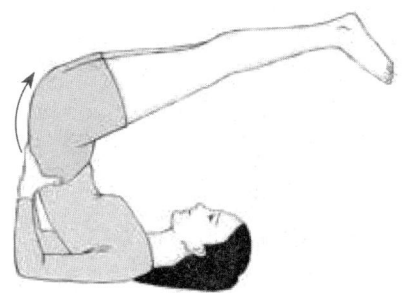

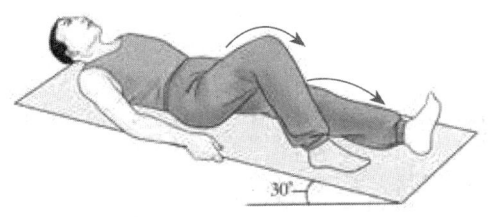

Step**3** 直臂合手

运动要点

双臂平举，头部、上身转向右侧
左手拍击右手

Step**4** 屈膝转体

运动要点

臀部随下肢转动

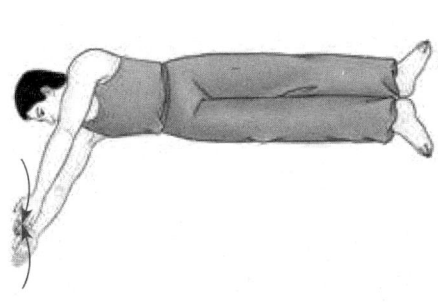

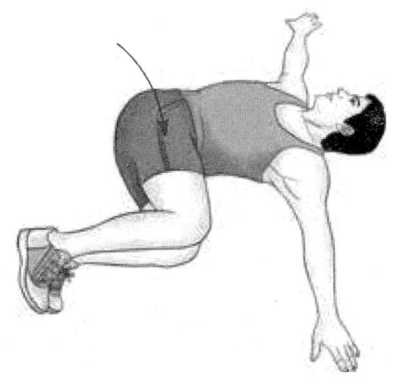

椅子运动，办公室预防腰痛法

　　长时间坐在椅子上容易使人腰背部肌肉紧张、痉挛，诱发腰背疼痛，而"椅子操"就是让人们可以把椅子作为"道具"，做一些轻松的小动作，以此来预防和缓解腰背疼痛。办公室工作者的特点是长期坐在椅子上，接下来要介绍给大家的就是针对这类人群的一组"椅子操"。

●运动方法

方法一：伸展腰背

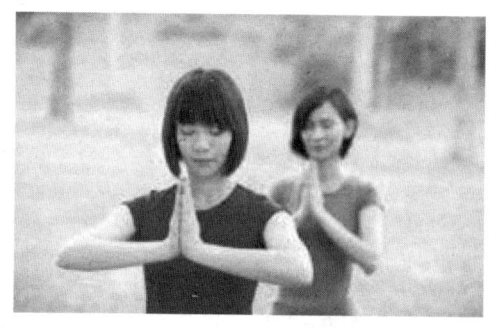

　　取站立位，左腿支撑身体重量，右脚放在凳子上使右腿髋关节和膝关节屈曲约 90°，上半身向右侧倾斜，左手手臂在头顶上方尽可能地向右伸展，使左侧腰部伸展达到极限，保持头部微抬，眼睛看向左手手掌，维持 5 ~ 10 秒后恢复到起始位置，左右侧交替进行。

方法二：扭转腰部

　　取坐位，腰背部挺直，双肩尽量向后伸展，用力挺胸抬头，双髋双膝均屈曲成 90°，将左腿抬起放在右腿上，让右手握住左膝，同时上身向左侧旋转至极限，让左手向后伸抓住右侧的椅座，维持 10 ~ 15 秒后回到起始位置；再反方向动作，如此交替进行。

方法三：伸展脊柱

　　取站立位，身体距离椅子 0.5 米，双脚并拢站立。身体前探弯腰，上身缓慢弯成 90°，直至双手扶住椅背，双眼平视前方，左腿伸直向后方抬高，尽量高于头部，维持 3 ~ 5 秒后恢复初始位置，双腿交替进行，重复 10 ~ 15 次。

方法四：后伸腰部

　　取站立位，站在椅背后面，双手扶住椅背，双脚分开与肩同宽，然后以腰部为支点，向后方过伸腰部，使腹肌紧张，背部肌肉放松，同时颈部后伸，头部自然下垂，双臂伸直扶住椅背，维持 10 ~ 15 秒，重复 10 ~ 15 次。

●运动图解

　　椅子操的动作简单方便，在办公室里利用工作之余的休息时间，就可以轻松地完成，使你拥有一个健康的腰部。

Step 1 伸展腰背
运动要点

右脚放在椅子上
左手手臂在头顶上方向右伸

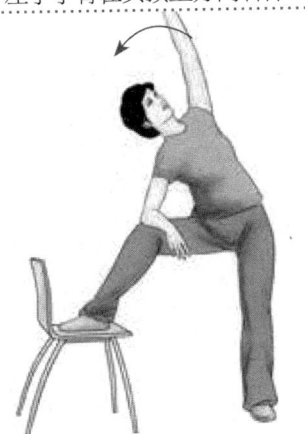

Step 2 扭转腰部
运动要点

右手握住左膝，上身左侧
左手向后抓住右侧椅座

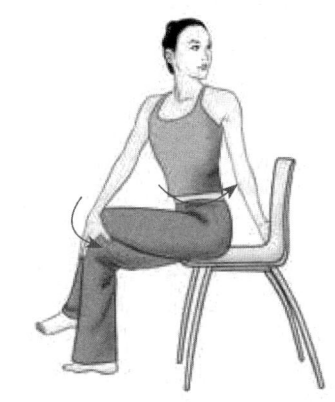

Step 3 伸展脊柱
运动要点

一侧下肢后伸过头顶
下肢伸直，不可弯曲

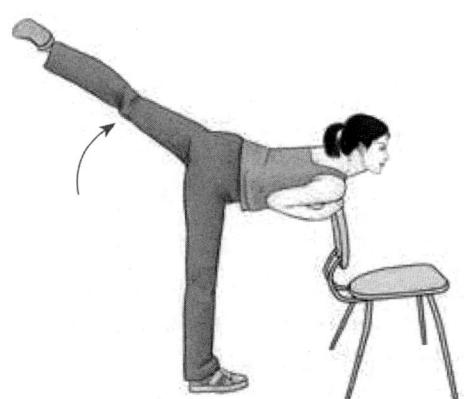

Step 4 后伸腰部
运动要点

双脚打开，与肩同宽
向后过伸腰部，颈部后伸

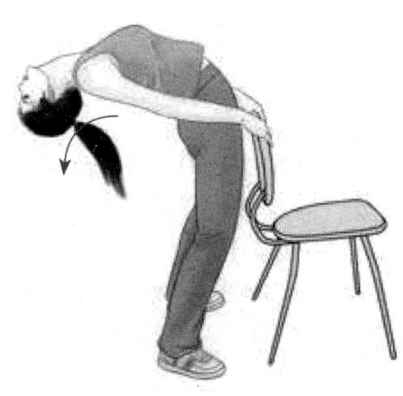

预防膝关节肌肉萎缩的运动

膝关节是人体下肢最重要的关节，此部位疼痛时常给患者的生活带来极大的不便，甚至造成下肢肌肉萎缩。为预防下肢肌肉萎缩的发生，我们可以经常做下列运动。

●运动方法

下蹲运动

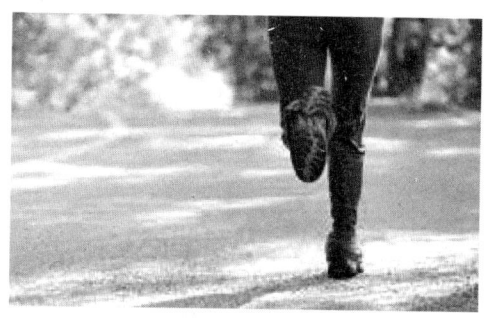

人体在下蹲和起立的过程中，下肢肌肉可以得到很好的锻炼。方法是：患者手扶家具、墙壁等，双膝缓慢做下蹲运动，直达双膝屈曲的极限位，然后再慢慢起立，直至双膝完全伸直，反复进行，每日2～3组。需要注意的是，患者在下蹲的过程中，如膝关节出现明显的疼痛感，应立即停止。

被动运动

除了上述可以自己操作的主动运动外，自己运动有困难者，还可通过他人帮忙进行被动运动。方法是：患者平卧在床上，治疗师一手扶住患者的膝关节，另一只手握住患者的踝关节，用力伸屈膝关节，反复进行。刚开始治疗时，被动活动的膝关节可能会出现疼痛不适，但经过一段时间的训练后，膝关节的功能会逐渐改善，疼痛也会逐渐缓解。

抗阻力运动

患者坐在床边或椅子上，大腿位于床面或椅子面，小腿伸出床沿或椅子面。让患侧腿的膝关节伸直，使大腿和小腿保持在一条直线上，然后放松肌肉，让小腿在重力的作用下使膝关节逐渐屈曲至90°，使小腿与地面基本垂直。然后再通过大腿肌肉的收缩带动膝关节和小腿再次伸直，达到锻炼下肢肌肉的目的。为了强化抗阻力运动的效果，可在上述运动的基础上，在患侧肢体上捆绑2～4千克的沙袋或重物，再令患侧下肢"负重"做伸直抗阻力运动。也可将健侧肢体放在患侧肢体上，以增加肌肉收缩的阻力，再进行屈伸膝关节运动。

●运动图解

治疗膝关节肌肉萎缩的运动方法有主动运动和被动运动两种，主动运动适用于自己行动方便者，被动运动适用于自己运动有困难者。

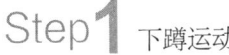

Step 1 下蹲运动

运动要点

两脚打开与肩同宽
双膝屈曲至极限位

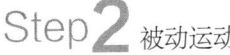

Step 2 被动运动

运动要点

一手握住患者的踝关节
伸屈膝关节

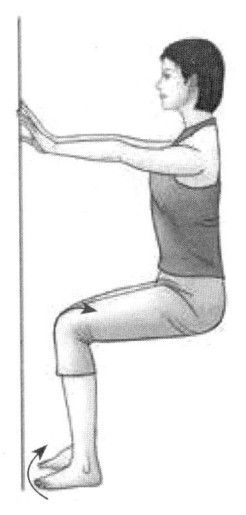

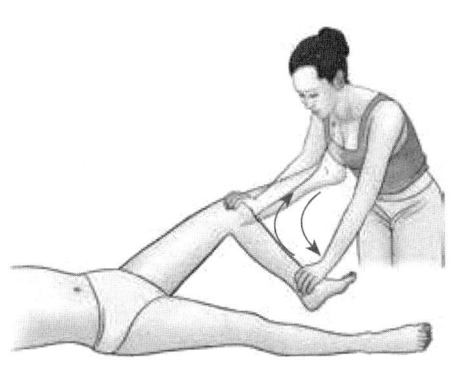

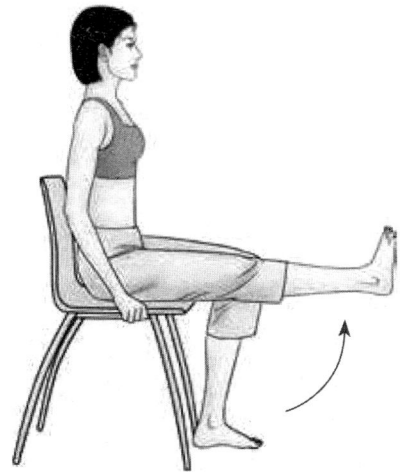

Step 3 抗阻力运动

运动要点

坐位，双手抓住椅子边缘
患侧腿膝关节伸直

简单运动，膝盖不疼痛

膝盖的活动与股四头肌、腿后腱肌、小腿三头肌这三块肌肉有密切的关系。所以，对于膝盖的疼痛，要从强化大腿前面的肌肉（股四头肌）和小腿肚的肌肉（小腿三头肌）着手。

●运动方法

仰卧抬腿运动

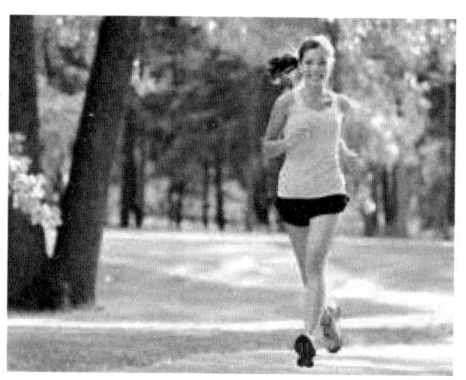

患者仰卧，伸直双腿。将疼痛侧的腿慢慢抬高至20°～30°，保持此姿势5秒，然后慢慢放下。注意，不要一下子就放下腿，当腿脚碰到地板时再放松力量。这是锻炼股四头肌的运动，运动量较大，适合肌力稍强的人。

负重抬腿运动

患者坐在椅子上，在脚踝绑上1千克左右的重物（如重锤袋或穿着滑冰鞋）。然后慢慢将脚伸直，静止5秒后，再慢慢放下脚。当能轻松进行这项运动20次左右后，每次再增加0.6千克的重物。女性以增加到3千克、男性以增加到4千克左右为佳。

踝关节上下翻运动

通过踝关节上下翻，可强化小腿肚的肌肉。其方法是：患者坐在椅子上，将脚抬起，足底与地面平行，然后将脚尖尽量向上抬起。此时，小腿肚处于绷紧状态，维持5～10秒，再改为脚尖尽量向下绷紧，也坚持5～10秒。双下肢交替进行，每日3～5次。

踮脚尖运动

手轻轻扶在桌沿上，使身体保持平衡，然后慢慢踮起脚尖。保持此姿势3秒，再慢慢放下脚跟，每日练习10～20次。长期坚持做此项运动，会使小腿肚变硬。可在泡澡时加以按摩来消除疲劳。

●运动图解

膝关节疼痛时,可通过下列运动来治疗,包括仰卧抬腿运动、负重抬腿运动、踝关节上下翻运动、踮脚尖运动等。

Step 1 仰卧抬腿运动

运动要点

双腿伸直,抬高患肢
抬高角度为 20° ~ 30°

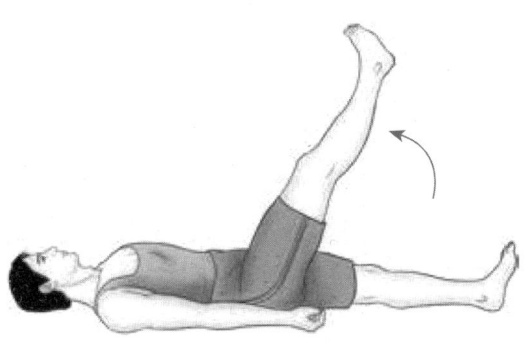

Step 2 负重抬腿运动

运动要点

脚踝绑上 1 千克左右重物
将腿伸直

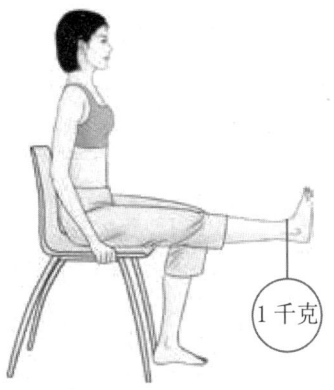

1 千克

Step 3 踝关节上下翻运动

运动要点

脚尖尽量向上抬起
脚尖尽量向下绷紧

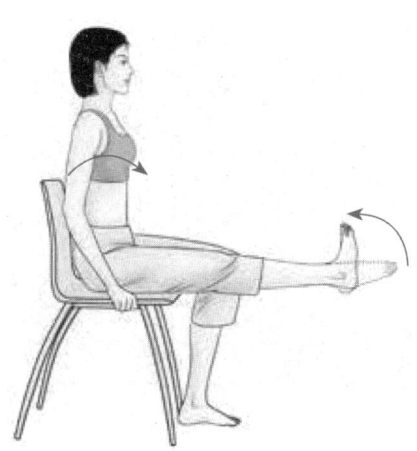

Step 4 踮脚尖运动

运动要点

手扶住桌沿
踮起脚尖

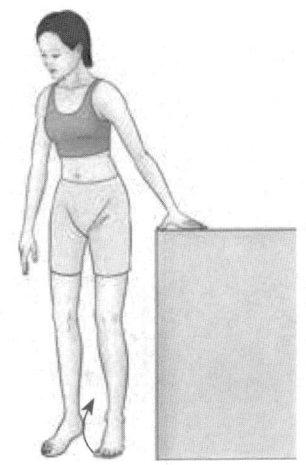

类风湿性关节炎运动法

类风湿性关节炎是一种全身性的慢性结缔组织疾病，常引起患者关节疼痛、畸形等后果，且本病容易反复发作，给患者带来一次又一次的痛苦，有这类困扰的患者可通过下列运动疗法进行治疗和缓解。

●运动方法

弯腰运动

步骤一：患者站立，两脚分开与肩同宽，双臂上举，头上抬，双目仰视，慢慢弯腰，双手触摸双足，坚持 1 ～ 2 秒后恢复原位。每日 2 ～ 3 组，每组 10 ～ 20 次。

步骤二：患者站立，双手叉腰，双脚分开与肩同宽，向后做弯腰运动，头颈部后倾至极限位后停留 1 ～ 2 秒，恢复原位。每日 2 ～ 3 次，每次 10 ～ 15 次。

膝髋运动

患者呈盘腿打坐的姿势，双足置于对侧小腿下，双手置于两侧膝关节上，逐渐用力压膝关节，使膝关节尽量贴近床面，以达到使髋关节外旋的目的，坚持 1 ～ 5 秒后放松，使膝关节离开床面。每日 2 ～ 3 次，每次 10 ～ 20 次。

趾踝运动

患者坐在椅子上，双下肢伸直，做踝关节旋转运动，先顺时针旋转 10 ～ 15 圈，再逆时针旋转 10 ～ 15 圈。双踝关节交替进行，每日 2 ～ 3 次。

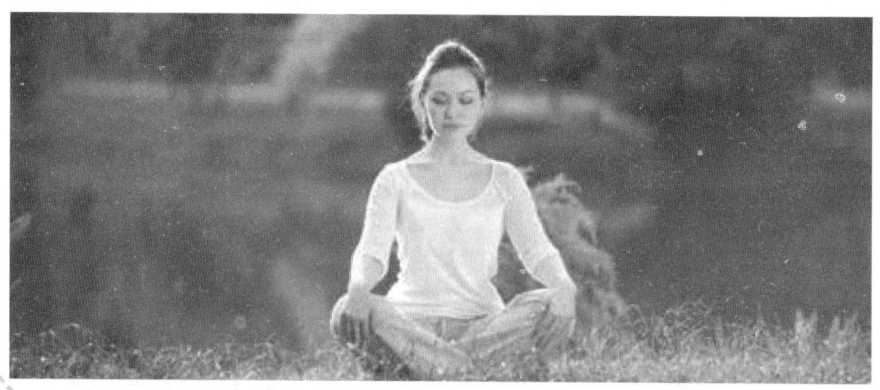

●运动图解

类风湿性关节炎可通过运动治疗和缓解，方法有向前、向后做弯腰运动，膝髋运动，趾踝运动等。

Step1 向前做弯腰运动

运动要点

两脚打开与肩同宽
双手触摸双足

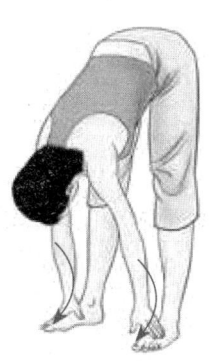

Step2 向后做弯腰运动

运动要点

双手叉腰，双脚打开与肩同宽
腰部向后弯，头颈部后倾

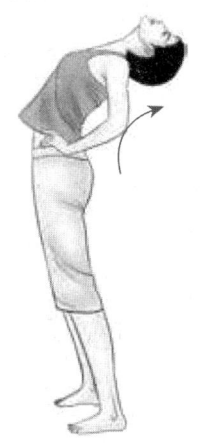

Step3 膝髋运动

运动要点

双足置于对侧小腿下
用力压膝关节，使其贴近床面

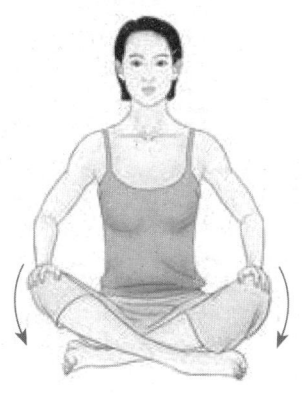

Step4 趾踝运动

运动要点

坐姿，双手抓住椅子边缘
抬高患肢做踝关节旋转运动

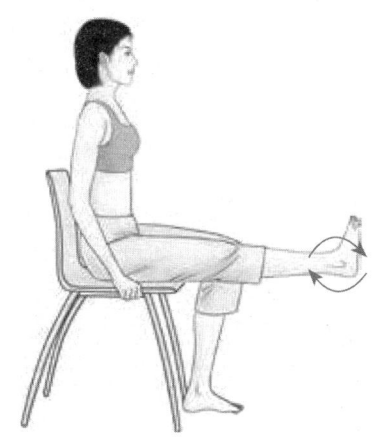

减少膝关节积液的运动

如果是疾病引起的积液，应先治疗原发疾病；如果是创伤引起的积液，应避免膝关节的反复撞击、过度运动和超负荷运动；如果是关节退行性改变引起的积液，应注意休息，减轻关节磨损。运动疗法是在上述疗法的基础上进行的，是一种有效的辅助方法。

●运动方法

直腿抬举运动

患者仰卧，双下肢伸直，慢慢抬起一侧下肢，抬腿的高度根据个人的情况而定，坚持5～10秒后放下，两下肢交替进行，各做10～30次，每日2～3组。

膝关节屈伸运动

患者仰卧，双臂伸直，抬起大腿，使之与床面垂直。在此基础上，屈伸膝关节，运动小腿10～30次，或连续运动2分钟，每日2～3组。此动作有利于积液的吸收和肿胀的消退。如果患者身体条件较好，可在屈伸膝关节时，在小腿上置以重物，以增加膝关节运动的阻力，提高治疗效果。

膝关节抗阻力屈伸运动

患者坐在椅子上，将小腿慢慢伸直，与地面平行，坚持3～5秒后放松，反复做15～20次，每日3～4组。最后，在患者伸直小腿时，治疗师用手按压小腿，并随小腿抬起适当加压，给小腿抬起增加阻力，达到锻炼下肢肌力的效果。治疗师下压小腿的力量基本与小腿上抬的肌力平衡，每日2～4次。

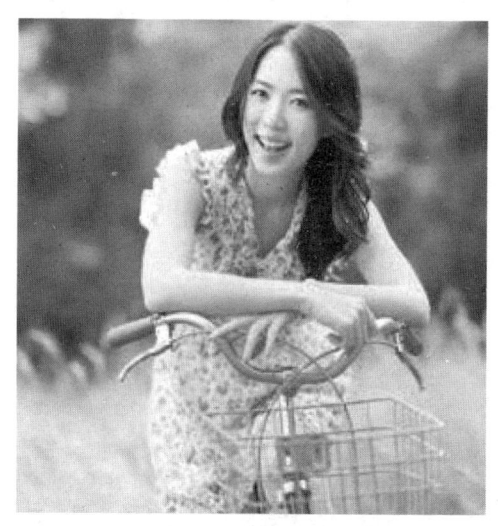

骑自行车运动

每次骑行10～15分钟，每日2～4次，以不造成膝关节组织肿胀为标准，运动量也可因人而异。

●运动图解

膝关节出现积液时，可通过运动进行辅助治疗，运动方法有：直腿抬举运动、膝关节屈伸运动、膝关节抗阻力屈伸运动、骑自行车运动。

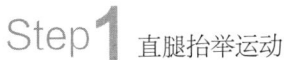

Step1 直腿抬举运动

运动要点

双下肢伸直
抬起一侧下肢

Step2 膝关节屈伸运动

运动要点

抬起大腿与床面垂直
屈伸膝关节，运动小腿

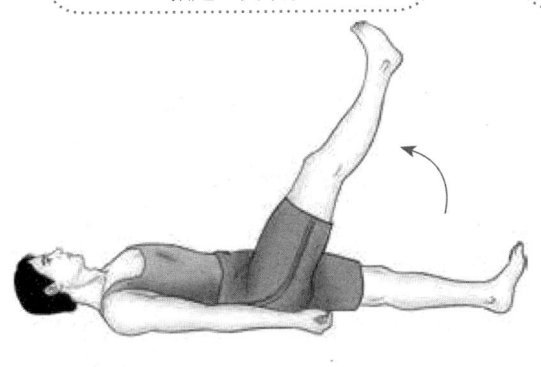

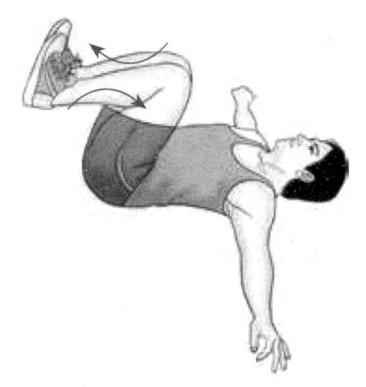

Step3 膝关节抗阻力屈伸运动

运动要点

坐位，双手抓住椅子边缘
小腿伸直，与地面平行

Step4 骑自行车运动

运动要点

肩背要挺直
骑行运动量适中

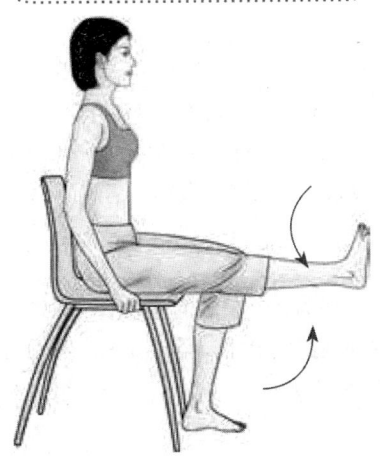

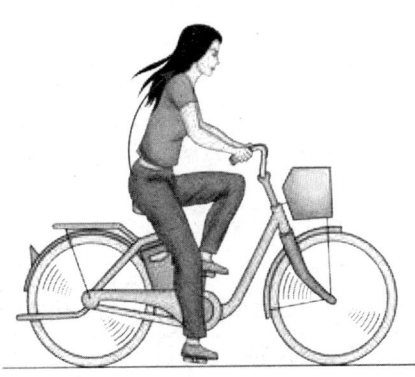

防治膝关节滑膜炎的运动

膝关节滑膜炎往往会造成关节肿胀、疼痛和关节腔积液，以及患者的关节屈曲不灵活，同时伴有疼痛感。出现膝关节滑膜炎时，一方面要进行对症治疗，另一方面还要配合运动疗法，来缓解疼痛、消除肿胀、吸收积液，达到治疗的目的。

●运动方法

仰卧抱膝运动

患者仰卧，双腿慢慢做屈髋、屈膝动作，当膝关节逐渐接近胸腹部时，双手抱住双膝，坚持 5 ~ 7 秒后放手还原。每日 2 ~ 4 组，每组做 10 ~ 30 次。

俯卧屈膝后抬小腿运动

患者俯卧，缓慢屈曲一侧膝关节，将小腿抬起，使脚跟尽可能接近臀部，坚持 3 ~ 5 秒后，放下抬起的小腿，恢复原位，换另一侧小腿。双小腿交替进行，每日 2 ~ 4 组，每组各做 10 ~ 30 次。

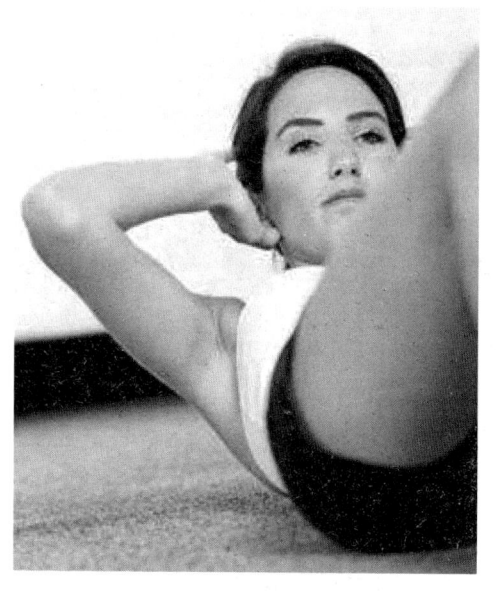

踩踏板运动

准备一把高 30 ~ 40 厘米的小凳子，也可利用楼梯进行。具体方法是：先用一只脚踏于小凳子或台阶上，再将另一只脚也踏在小凳子或台阶上，最后退一步回到地面，反复做 10 ~ 20 次或 3 ~ 10 分钟，每日 2 ~ 3 组。

站立提腿运动

患者站立，一只手扶住桌面，一条腿站立，屈曲另一条腿的膝关节；患者的另一只手在身后握住后伸小腿的踝部，并向臀部提拉该小腿，坚持 3 ~ 5 秒后松手。双腿交替进行，每日 2 ~ 4 组，各提拉 10 ~ 20 组。

●运动图解

有膝关节滑膜炎的患者可通过以下运动进行辅助治疗：仰卧抱膝运动、俯卧屈膝后抬小腿运动、踩踏板运动、站立提腿等。

Step1 仰卧抱膝运动

运动要点

仰卧，双腿屈髋、屈膝
双手抱住大腿

Step2 俯卧屈膝后抬小腿运动

运动要点

俯卧，两腿交替屈曲膝关节
脚跟尽可能接近臀部

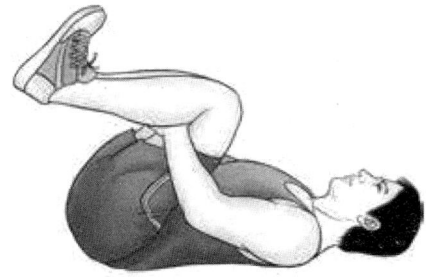
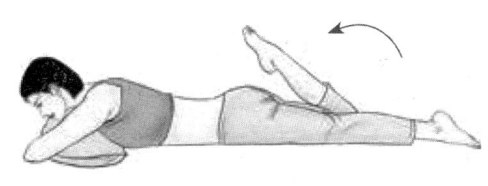

Step3 踩踏板运动

运动要点

上台阶
下台阶

Step4 站立提腿运动

运动要点

单腿站立
手握住小腿踝关节，向臀部提拉

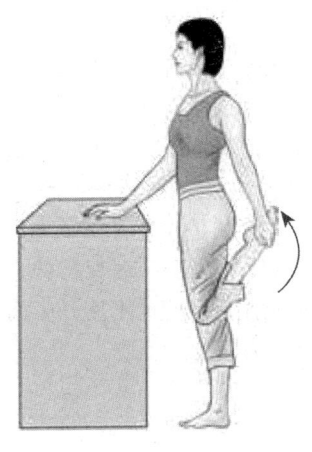

防治膝关节骨关节炎的运动

膝关节骨关节炎是一种常见的、慢性的关节病变，主要发病人群为 50 岁以上的中老年人，表现为关节疼痛、肿胀、运动受限等症状。发病原因是膝关节的软骨、软骨下骨及关节边缘受损、破坏、增生，引起膝关节疼痛、肿胀、活动受限等。

●运动方法

卧位直腿抬高运动

患者仰卧，下肢伸直，先将一侧下肢慢慢抬起，离开床面 10 厘米高，坚持 5 ~ 10 秒，再改为另一侧下肢做上述动作，两腿交替进行。各做 10 ~ 30 次，每日 2 ~ 3 组。

坐位直腿抬高运动

患者坐于椅子的前部，双手扶椅子面，身体前倾，一侧下肢膝关节屈曲，另一侧下肢伸直，踝关节呈 90°。将伸直的下肢慢慢抬起，离开地面 10 ~ 20 厘米高，坚持 5 ~ 10 秒，再改用另一侧下肢做上述运动。两下肢交替进行，各做 10 ~ 30 次，每日 2 ~ 3 组。

下肢外展运动

患者侧卧，两下肢并拢。将上面的腿慢慢抬起，离开床面 10 ~ 20 厘米高，坚持 5 ~ 10 秒。然后改变侧卧方位，换另一腿做抬腿运动。两腿交替进行，各做 20 ~ 30 次，每日 2 ~ 3 组。

坐位夹球运动

患者坐在床上或地毯上，将一个排球或篮球置于两大腿之间，用力夹球 5 ~ 10 秒。重复 10 ~ 30 次，每日 2 ~ 3 组。需要注意的是，患者在做夹球运动时，双膝关节要保持伸直或略屈曲，以使球不离开床面或地面为标准。

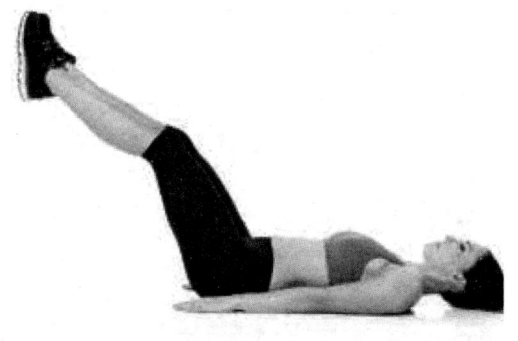

●运动图解

　　常做卧位直腿抬高运动、坐位直腿抬高运动、下肢外展运动、坐位夹球运动等，可以防治膝关节骨关节炎。

Step1 卧位直腿抬高运动
运动要点

> 下肢伸直
> 交替抬起下肢

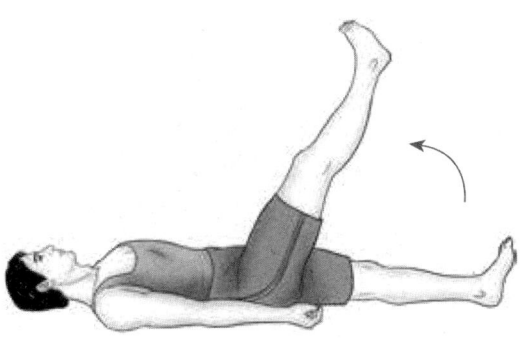

Step2 坐位直腿抬高运动
运动要点

> 身体稍前倾
> 双腿交替屈曲前伸

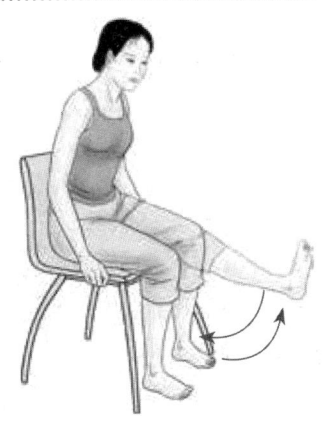

Step3 下肢外展运动
运动要点

> 侧卧，伸直双腿
> 上方腿慢慢抬起

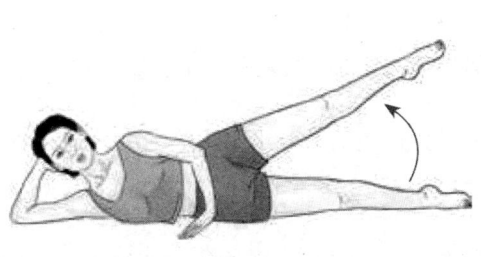

Step4 坐位夹球运动
运动要点

> 坐位，双膝伸直或略微屈曲
> 两腿同时向中间用力夹球

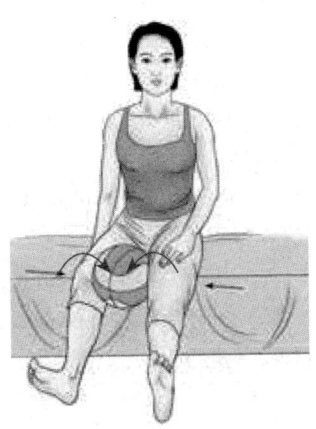

消除腿部浮肿的运动

　　脚部浮肿、僵硬等症状的出现多是由于血液循环不畅引起的。这时，通过伸缩小腿肚的肌肉，可以达到促进腿部血液的流通、同时松开僵硬的肌肉、消除脚部疲劳的目的。运动过程中要配合呼吸，并慢慢活动脚部。

●运动方法

利用毛巾伸展腿后的肌肉

　　长时间站立工作而出现脚部疲劳、浮肿的人，可借助毛巾来调整运动的强度。具体方法是：

　　（1）患者闭目仰卧，深呼吸。

　　（2）然后一边用鼻子吸气，一边抬高一条腿用毛巾从脚心套住这只脚，两手抓住毛巾的两端，以上身向下的重量来拉毛巾，保持此姿势15秒。这个过程中采取自然呼吸的方式，以腿的后侧稍感疼痛为度。

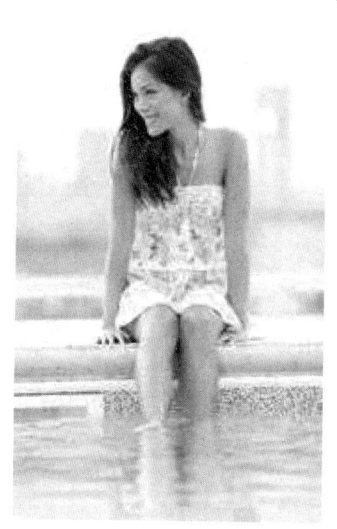

　　（3）最后，一边吐气，一边放松身体，弯曲膝盖，放下脚，左右脚交替进行2次。身体柔软的人，可用短毛巾或直接用手勾住脚底。

仰卧运动脚踝

　　对于整天坐着工作，或穿高跟鞋造成脚疲劳的人，可通过运动脚踝消除脚部的浮肿。具体方法是：

　　（1）患者仰卧，双脚并拢，手掌朝上。保持此姿势，从口中慢慢将气吐出。

　　（2）然后一边用鼻子吸气，一边将左脚垂直抬起。

　　（3）再一边吐气，一边将左脚的脚跟向上突起，此动作可伸直脚踝部的阿基里斯腱。

　　（4）边吸气，边伸直脚尖。将这种突起脚跟和伸直脚尖的动作，配合呼吸反复慢慢各进行4次。

　　（5）边吐气，边将左脚慢慢放下。

　　（6）左脚结束后，换右脚，也反复进行4次脚跟突起和脚尖伸直的动作。左右脚交替进行2次。

●运动图解

运动疗法对缓解脚部浮肿很有效，其方法主要是通过伸展腿后的肌肉和运动踝关节来缓解。

Step1 利用毛巾伸展腿后的肌肉

运动要点

双脚并拢
上肢自然放在身侧

运动要点

合上嘴巴，用鼻子吸气
利用毛巾向胸部方向牵拉脚

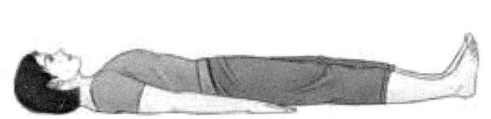

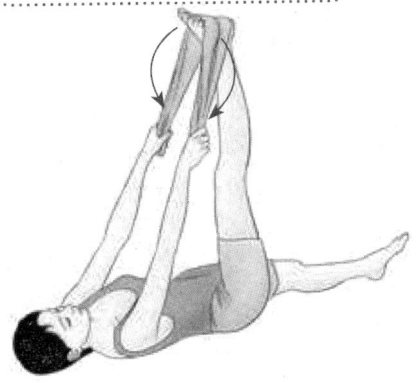

Step2 仰卧运动脚踝

运动要点

用鼻子吸气
将一侧腿垂直抬起，脚尖朝上

运动要点

吐气，将脚尖向前勾

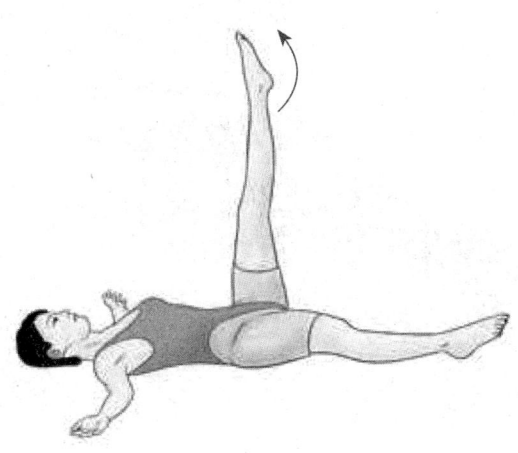

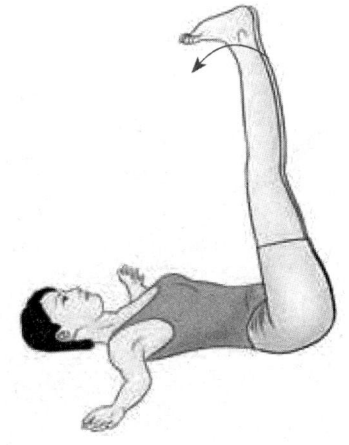

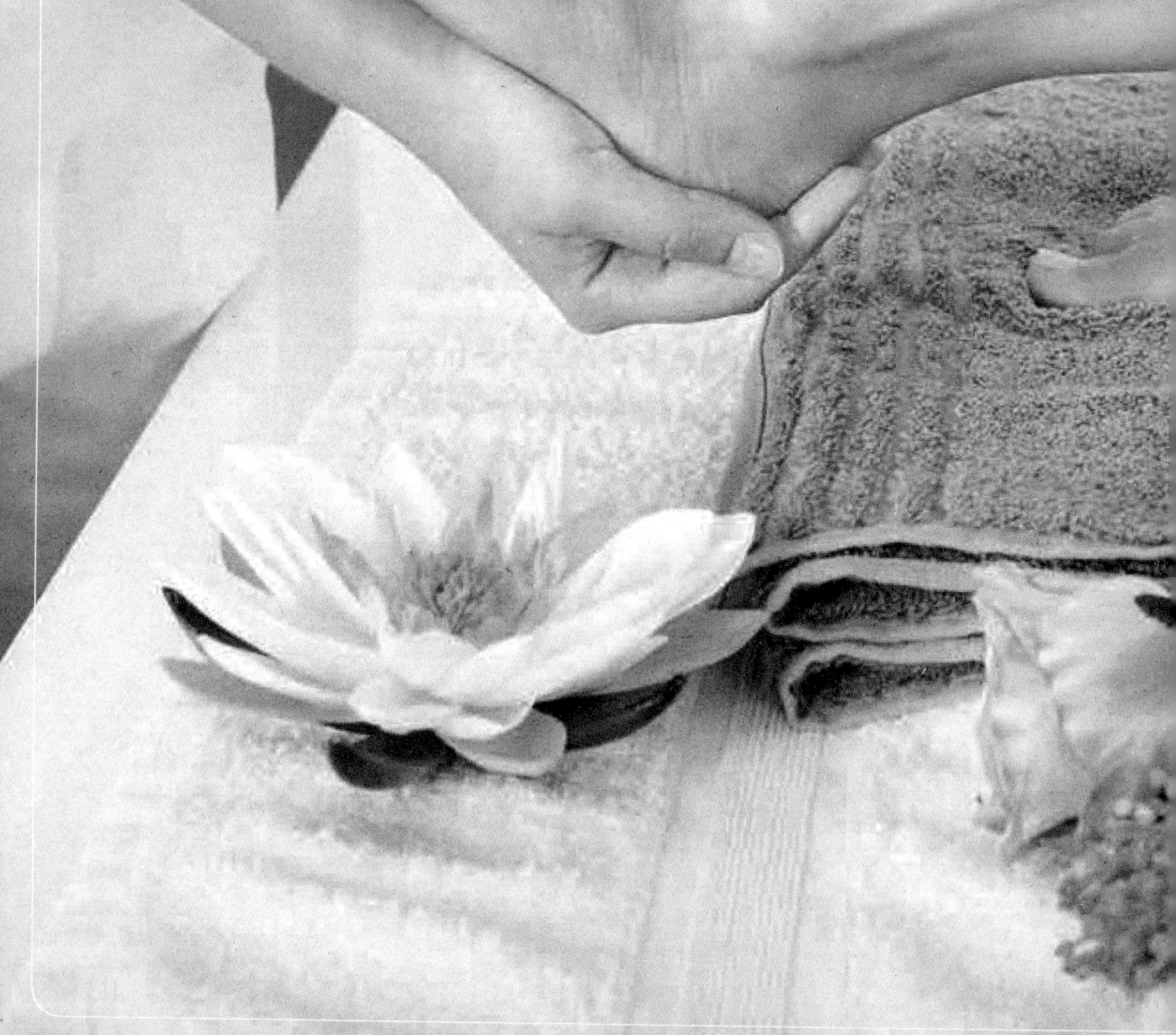

第六章

每天 5 分钟，
击退腰腿病症

你的腰腿健康吗？千万不要小看身体的任何症状！它很可能就是腰腿病变的表现。现代人因为工作繁忙等原因，即使身体有病也不去医院检查治疗，以致越拖越严重……运用中医按摩、刮痧等方法治疗腰腿疼痛，具有明显的特色与优势。

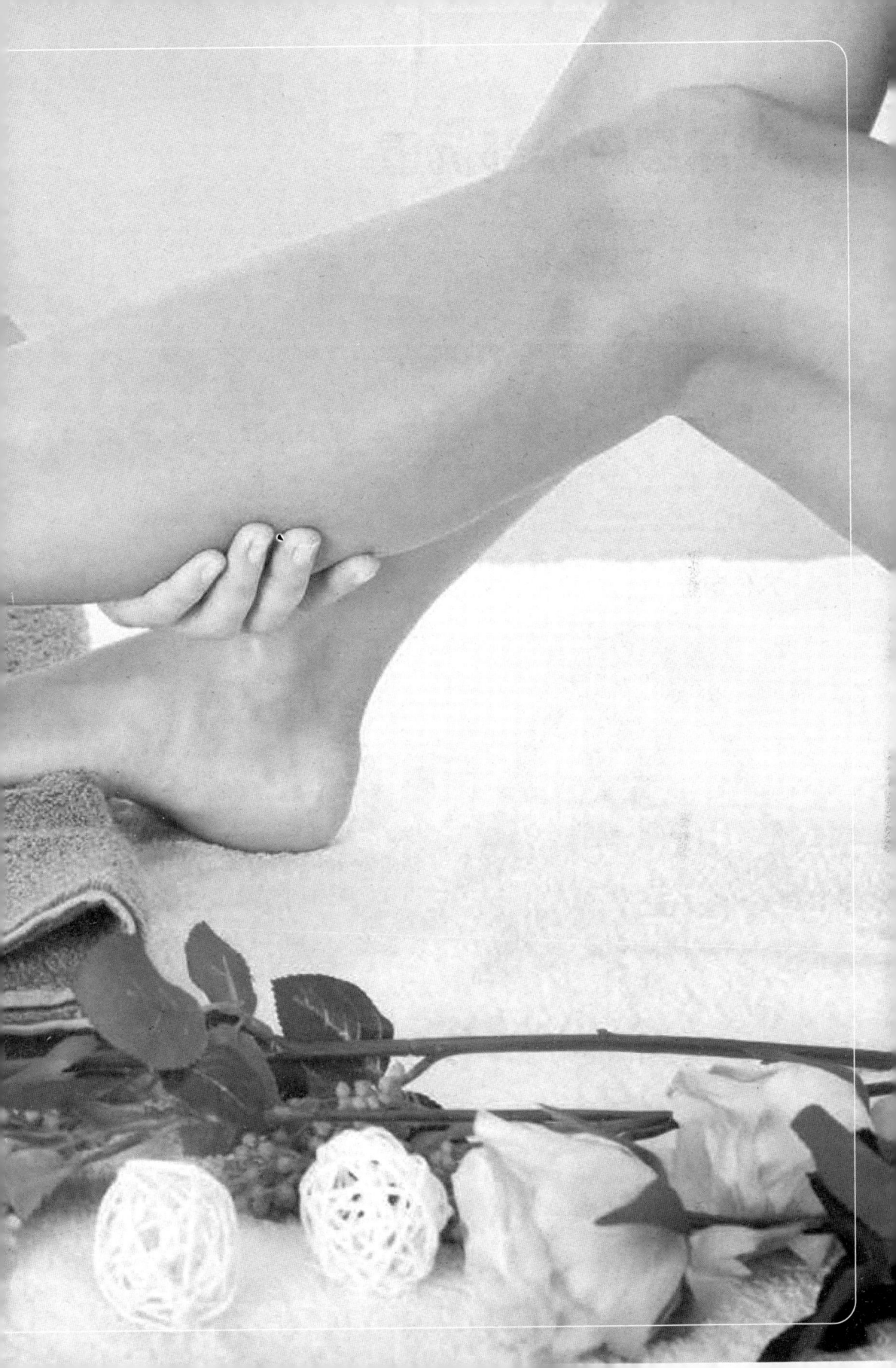

按摩缓解腰部沉重

　　长期维持一个姿势所带来的压力常常会使我们的整个腰部沉重疼痛，这个时候对酸痛部位进行按摩，能有效的放松腰部周围僵硬的肌肉，缓解疲劳。

●穴位处方

（1）点揉肾俞 1 分钟。
（2）按揉腰阳关 1 分钟。
（3）推擦八髎 2 分钟。
（4）按揉殷门 1 分钟。

●治疗目的

促进血液循环，放松僵硬的肌肉，消除肌肉里累积的乳酸。

●穴位定位

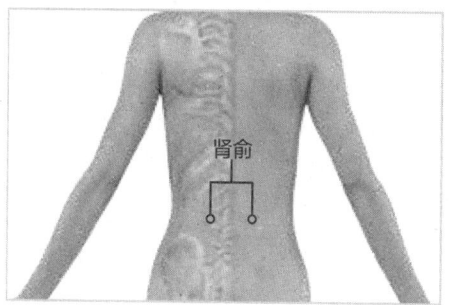

肾俞：位于腰部，第二腰椎棘突下，旁开 1.5 寸。

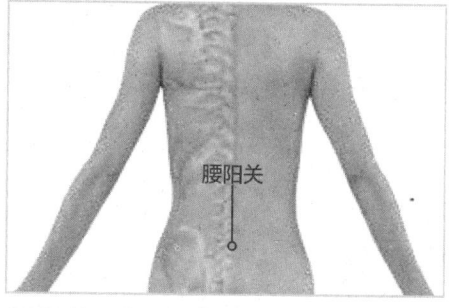

腰阳关：位于腰部，裆后正中线上，第四腰椎棘突下凹陷处。

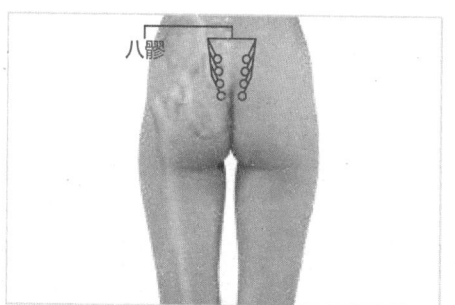

八髎：位于腰骶孔处，实为上髎、次髎、中髎、下髎，左右共8个，分别在第一、二、三、四骶后孔中。

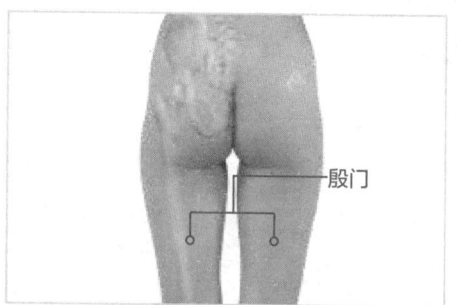

殷门：位于大腿后面，承扶与委中的连线上，承扶下 6 寸。

●操作方法

Step 1. 点揉肾俞

将拇指指腹放在肾俞上，适当点揉 1 分钟，以局部有酸胀感为佳。

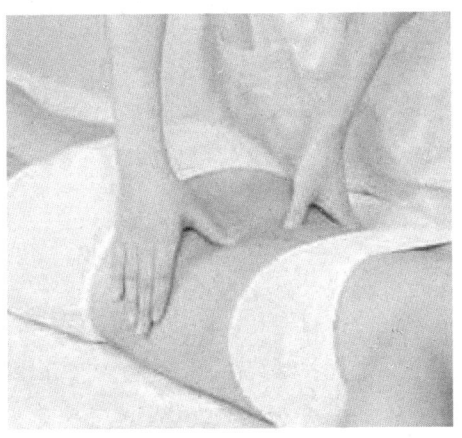

Step 2. 按揉腰阳关

用拇指指腹按揉腰阳关 1 分钟，以小腹部透热为度。

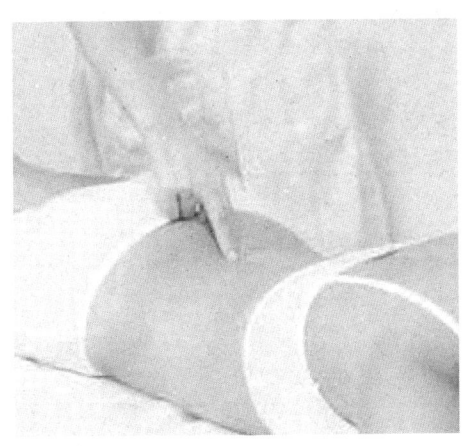

Step 3. 推擦八髎

用手掌大小鱼际从上向下往返推擦八髎 2 分钟，以患者自觉局部有温热感为宜。

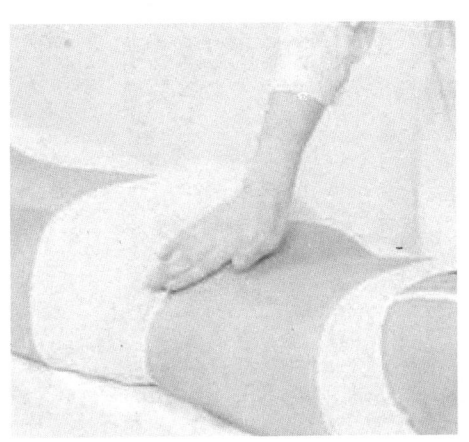

Step 4. 按揉殷门

将拇指置于殷门上，用指腹按揉 1 分钟，以局部出现酸胀感为度。

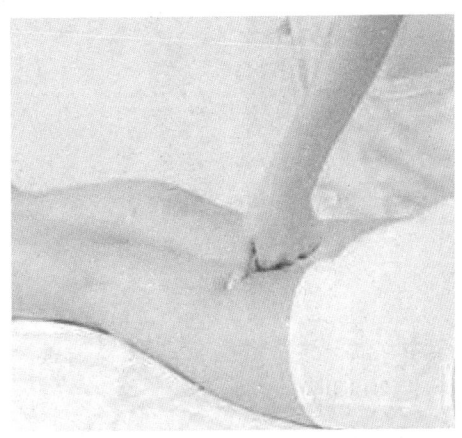

按摩缓解腰肌劳损

腰肌劳损是慢性腰痛的常见原因之一，通常情况下没有明显的外伤，多为腰部负荷过重所致，劳累后疼痛会加重，休息时疼痛状况轻微，一到阴雨天腰部就长期持续酸软疼痛，严重时无法弯腰。

●**穴位处方**

（1）按揉肾俞1～2分钟。

（2）按揉命门1～2分钟。

（3）按揉委中60～100次。

（4）推按太溪1～2分钟。

●**治疗目的**

补肾强腰、通经活络，缓解腰部疲劳。

●**穴位定位**

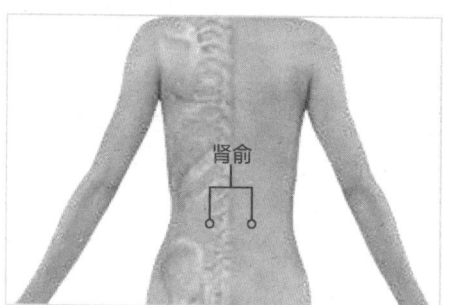

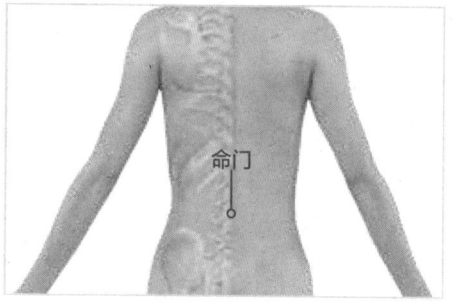

肾俞： 位于腰部，第二腰椎棘突下，旁开1.5寸。

命门： 位于腰部，裆后正中线上，第二腰椎棘突下凹陷处。

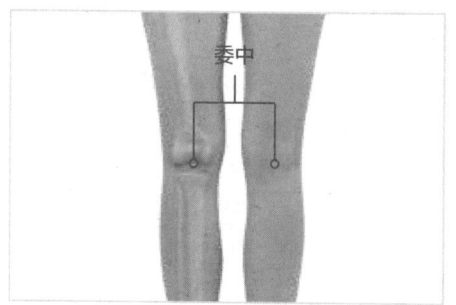

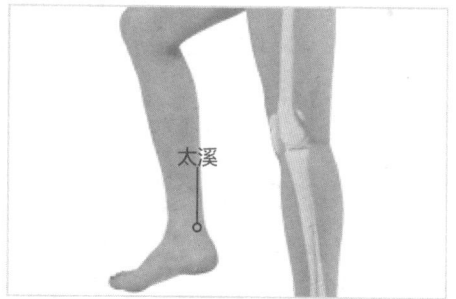

委中： 位于腘横纹中点，股二头肌腱与半腱肌肌腱的中间。

太溪： 位于足内侧，内踝后方，内踝尖与跟腱之间的凹陷处。

●操作方法

Step 1. 按揉肾俞

将拇指指腹放于腰部肾俞上，按揉 1 ~ 2 分钟，以局部有温热感为宜。

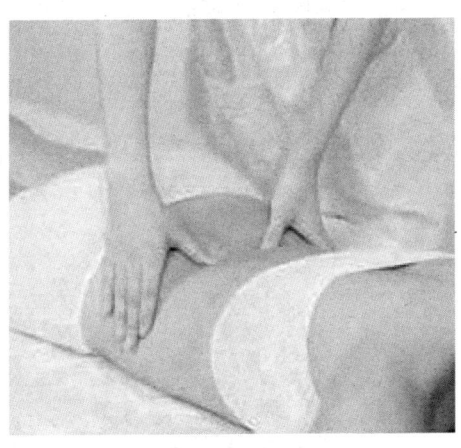

Step 2. 按揉命门

将拇指指腹放于命门上，顺时针方向用力按揉 1 ~ 2 分钟，以局部有酸胀感为佳。

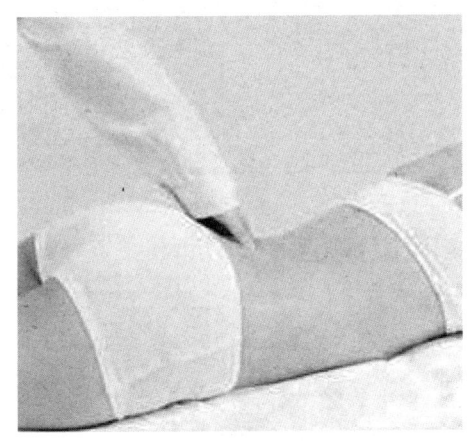

Step 3. 按揉委中

将拇指指腹放于委中上，其余四指附于患者膝部，由轻渐重按揉 60 ~ 100 次。

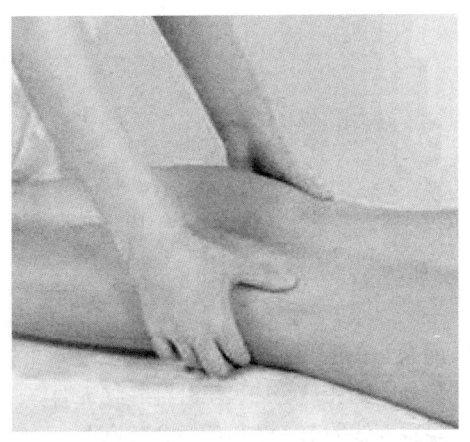

Step 4. 推按太溪

用拇指指腹从上往下推按太溪 1 ~ 2 分钟，力度适中，以局部有胀痛感为度。

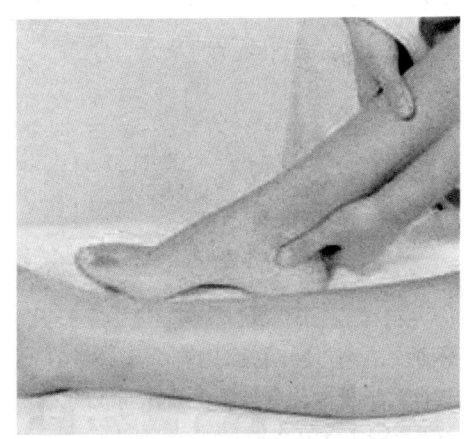

按摩缓解腰椎间盘突出

　　腰椎间盘突出症，又称为髓核突出（或脱出）或腰椎间盘纤维环破坏症，主要是由于腰椎间盘髓核突出压迫其周围神经组织而引起的一系列症状，是腰痛病中的一种常见类型，多发生在青年及中老年人身上。

●穴位处方

（1）揉搓肾俞 2 分钟。
（2）按揉腰阳关 1 分钟。
（3）揉按环跳 1 分钟。
（4）搓擦涌泉 50 次。

●治疗目的

舒筋活络，缓解腰肌疲劳，减少腰肌痉挛现象的出现。

●穴位定位

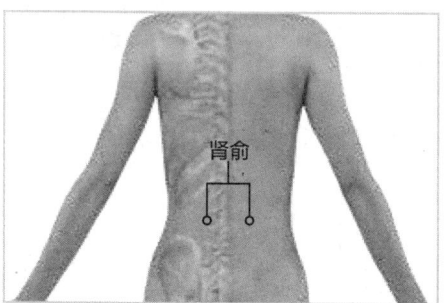

肾俞：位于腰部，第二腰椎棘突下，旁开 1.5 寸。

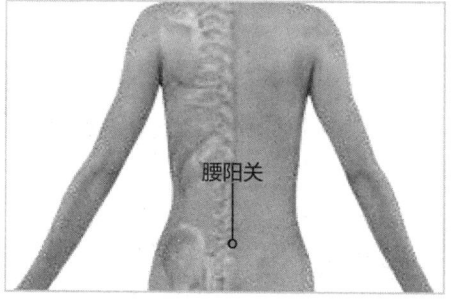

腰阳关：位于腰部，裆后正中线上，第四腰椎棘突下凹陷处。

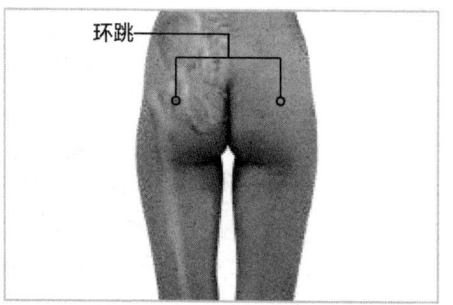

环跳：位于股外侧部，侧卧屈臀，在股骨大转子最凸点与骶管裂孔连线的外 1/3 与中 1/3 交点处。

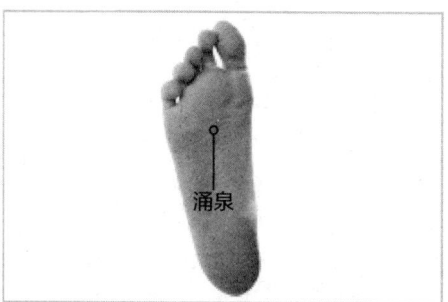

涌泉：位于足底部，蜷足时足前部凹陷处，约在足底二、三趾趾缝纹头端与足跟连线的前 1/3 与后 2/3 交点上。

●操作方法

Step 1. 揉搓肾俞

用手掌掌根揉搓肾俞 2 分钟，以局部有酸胀感为宜。

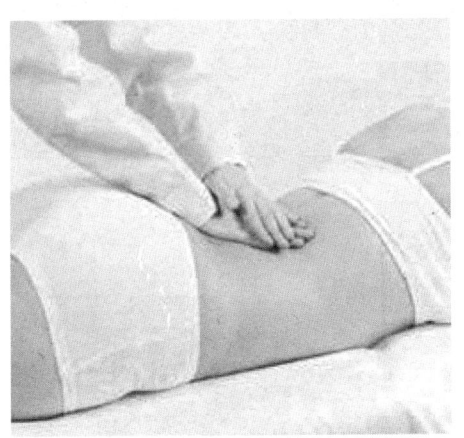

Step 2. 按揉腰阳关

将食指、中指指腹放于腰阳关上，用力按揉 1 分钟，以局部有酸胀感为宜。

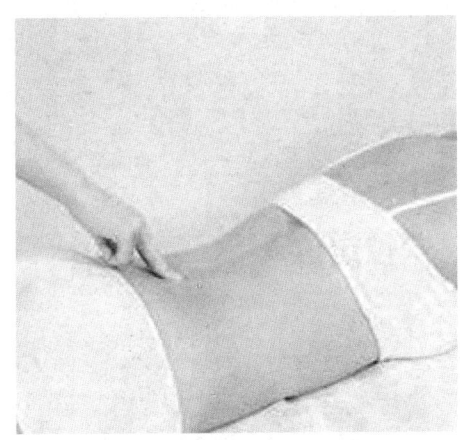

Step 3. 揉按环跳

将食指、中指紧并放于环跳上，用指腹揉按 1 分钟，以局部有酸胀感为宜。

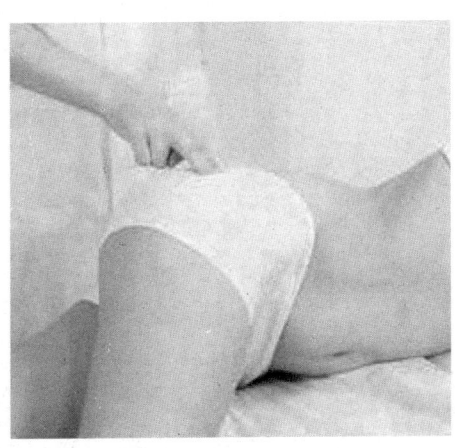

Step 4. 搓擦涌泉

用手掌搓擦涌泉 50 次，力度适中，以足底发热为度。

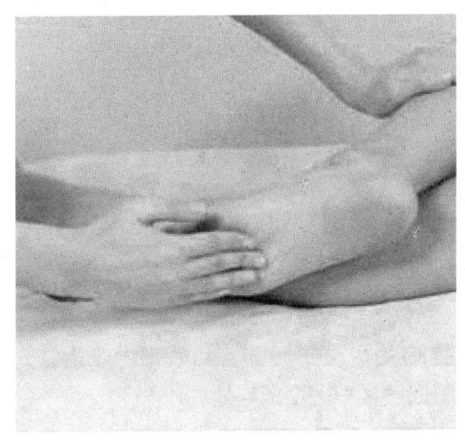

刮痧缓解寒湿腰痛

寒湿腰痛主要症状是腰部一侧或两侧疼痛，在通常所称的风湿病、类风湿病、腰肌劳损等疾病中都可能出现。寒湿腰痛的特点是冷痛或有沉重感，每遇阴雨天或刮大风而发作加剧，痛处喜热熨。

●穴位处方

（1）面刮肾俞 10 ~ 15 次。
（2）角刮命门 10 ~ 15 次。
（3）面刮腰阳关 30 次。
（4）面刮阳陵泉 30 次。

●治疗目的

行气活血、散寒除湿，增加腰部阳气，减少冷痛感。

●穴位定位

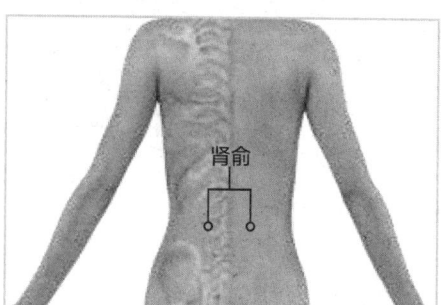

肾俞：位于腰部，第二腰椎棘突下，旁开 1.5 寸。

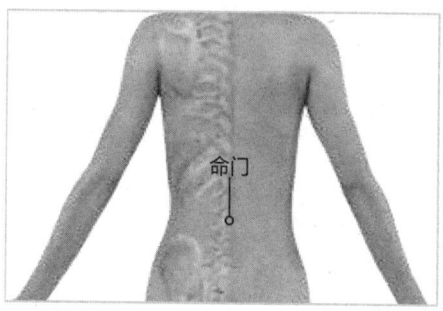

命门：位于腰部，裆后正中线上，第二腰椎棘突下凹陷处。

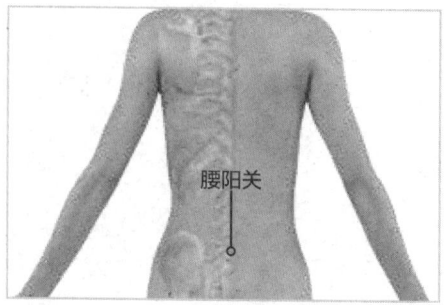

腰阳关：位于腰部，裆后正中线上，第四腰椎棘突下凹陷处。

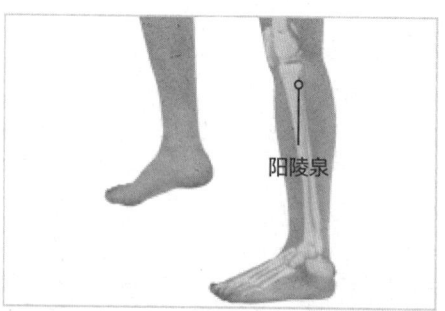

阳陵泉：位于小腿外侧，腓骨头前下方凹陷处。

●操作方法

Step 1. 面刮肾俞

用面刮法刮拭肾俞 10 ~ 15 次，力道略重，刮拭至皮肤有热感为度。

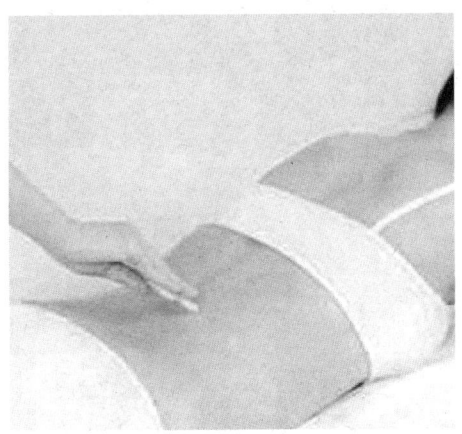

Step 2. 角刮命门

用角刮法刮拭命门 10 ~ 15 次，力度以患者能承受并皮肤潮红、出痧为度。

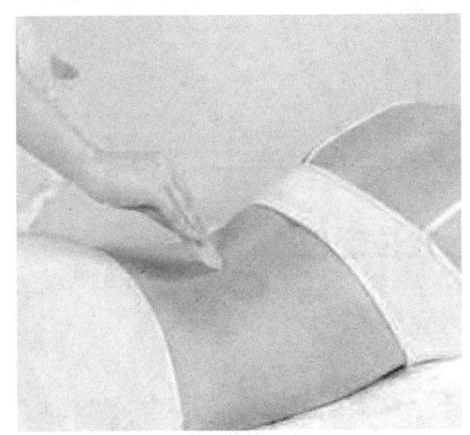

Step 3. 面刮腰阳关

以刮痧板厚棱角面侧为着力点，重刮腰阳关 30 次，至皮肤发红为止。

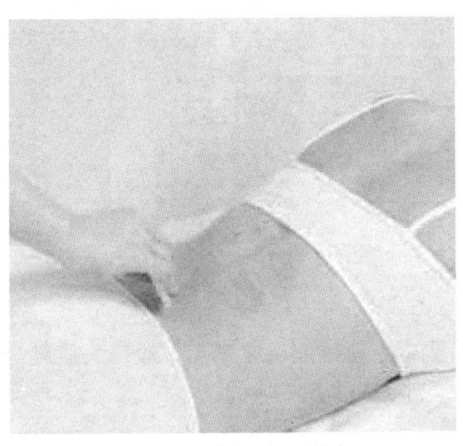

Step 4. 面刮阳陵泉

用面刮法自上而下刮拭阳陵泉 30 次，刮至皮肤发红为止。

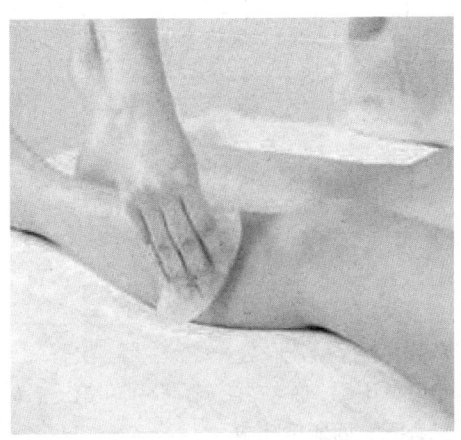

刮痧缓解湿热腰痛

因外感湿热时邪，或因重口味饮食损伤脾胃以致湿热内蕴所致的腰痛称为湿热腰痛。表现为身体烦热、流汗、口渴、小便黄，并腰部有热感，甚至可见腰部红肿。

●穴位处方	●治疗目的
（1）面刮肾俞 10～15 次。 （2）面刮小肠俞 30 次。 （3）角刮八髎 30 次。 （4）角刮委中 30 次。	清热祛湿、舒筋止痛，改善腰部热痛，减少酸胀感。

●穴位定位

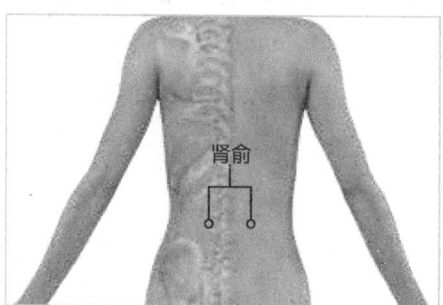

肾俞：位于腰部，第二腰椎棘突下，旁开 1.5 寸。

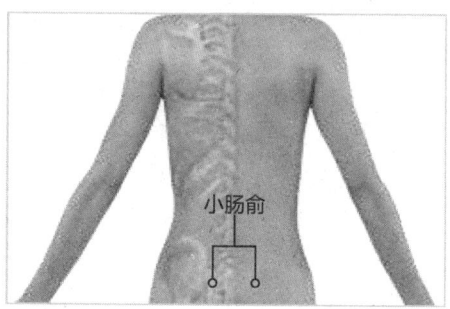

小肠俞：位于骶部，骶正中嵴旁 1.5 寸，平第一骶后孔。

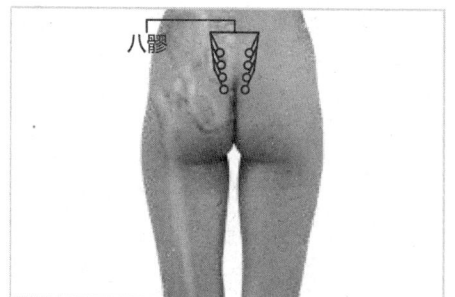

八髎：位于腰骶孔处，实为上髎、次髎、中髎、下髎，左右共8个，分别在第一、二、三、四骶后孔中。

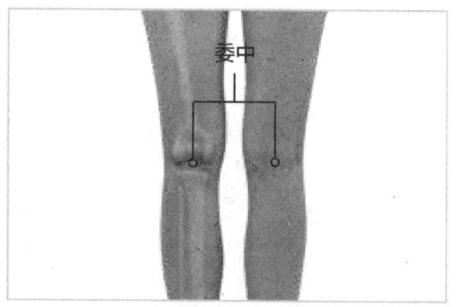

委中：位于腘横纹中点，股二头肌肌腱与半腱肌肌腱的中间。

●操作方法

Step **1.** 面刮肾俞

用面刮法由上至下刮拭肾俞10～15次，力度微重，以皮肤出痧为度。

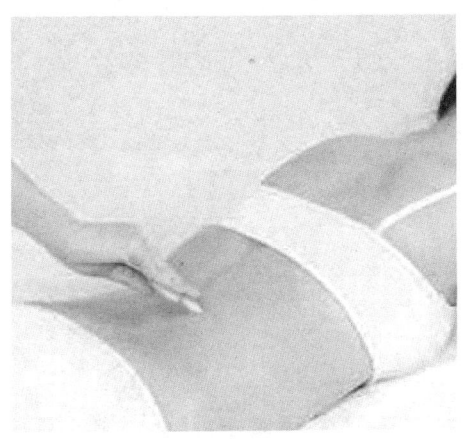

Step **2.** 面刮小肠俞

以刮痧板厚边边侧为着力点，由上至下刮拭小肠俞30次，至皮肤发红为度。

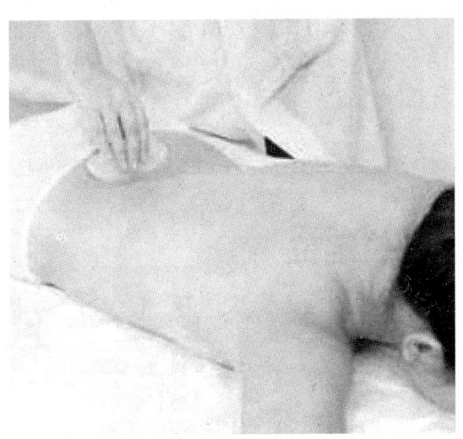

Step **3.** 角刮八髎

用刮痧板的角部刮拭骶部八髎30次，力度轻柔，以局部皮肤潮红为宜。

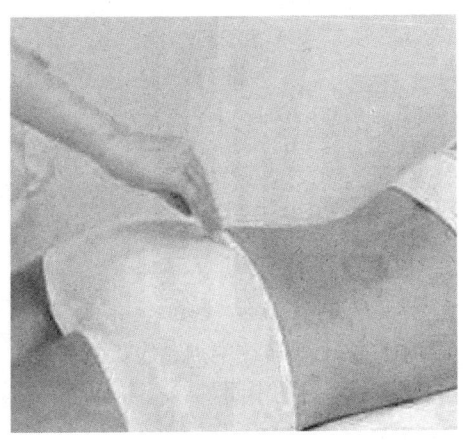

Step **4.** 角刮委中

用角刮法刮拭委中30次，以局部皮肤潮红为宜。

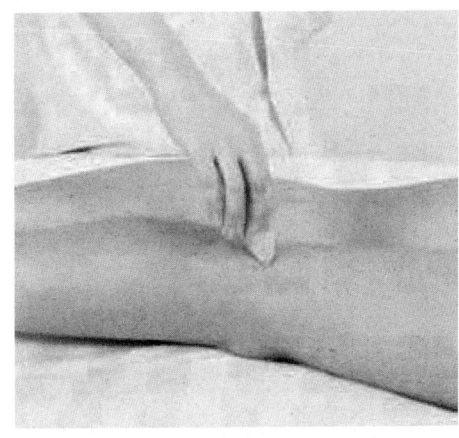

刮痧缓解瘀血腰痛

瘀血腰痛的患者大多有外伤史。外伤后，瘀血阻滞经脉，致气血不能通畅，不通则痛，且病有定处，如针刺样，按之愈甚，转动痛甚，昼轻夜重，或便黑尿清。

●穴位处方

（1）面刮阿是穴 30 次。
（2）角刮膈俞 30 次。
（3）面刮肾俞 30 次。
（4）角刮委中 30 次。

●治疗目的

补血养阴、行气止痛，使腰部气血通畅。

●穴位定位

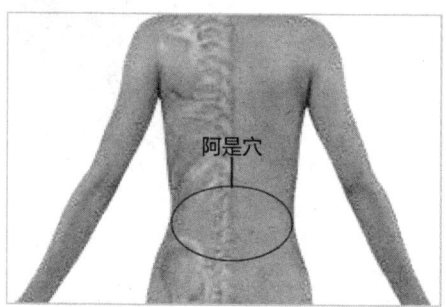

阿是穴： 无固定名称与位置，以病痛局部的压痛或缓解点为腧穴。

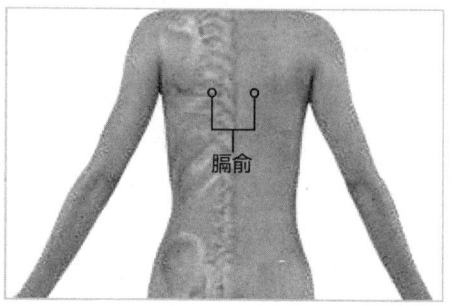

膈俞： 位于背部，第七胸椎棘突下，旁开 1.5 寸。

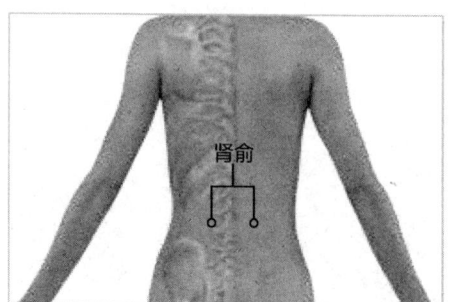

肾俞： 位于腰部，第二腰椎棘突下，旁开 1.5 寸。

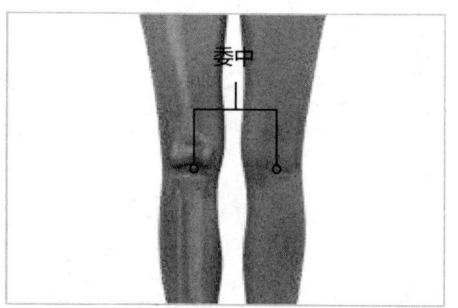

委中： 位于腘横纹中点，股二头肌肌腱与半腱肌肌腱的中间。

●操作方法

Step1. 面刮阿是穴
用面刮法刮拭疼痛局部区域 30 次，以患者可以承受为度。

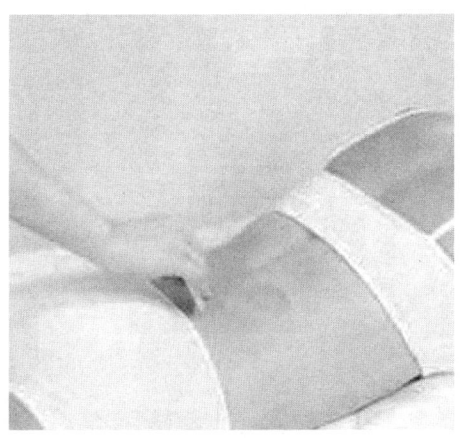

Step2. 角刮膈俞
用角刮法从上往下刮拭膈俞 30 次，力度适中，手法连贯，以皮肤出痧为度。

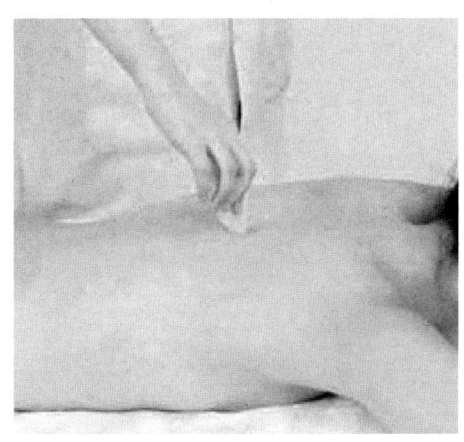

Step3. 面刮肾俞
用面刮法从上到下刮拭肾俞 30 次，手法连贯，刮至局部皮肤出痧为度。

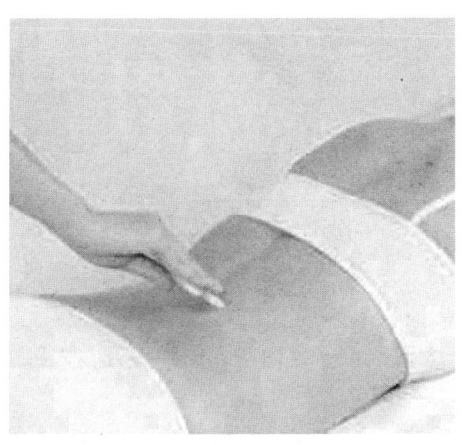

Step4. 角刮委中
用刮痧板的角部刮拭委中 30 次，力度轻柔，以皮肤潮红为宜。

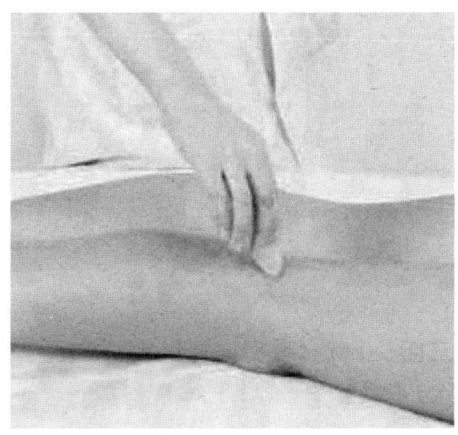

按摩缓解肾虚腰痛

肾虚腰痛，痛势绵绵不休，腰腿酸软无力，不能久立远行，痛处喜按，或伴有气短、耳鸣、遗精、尿频等症，此为最常见的肾阳虚。如面颊赤红、掌心发热、舌红苔少，为肾阴虚。

●穴位处方

（1）压揉肾俞 2 分钟。
（2）摩擦八髎 1 分钟。
（3）按揉三阴交 1 分钟。
（4）推按太溪 1 分钟。

●治疗目的

壮水补肾、调理肾气，从本质上缓解腰痛及其并发症。

●穴位定位

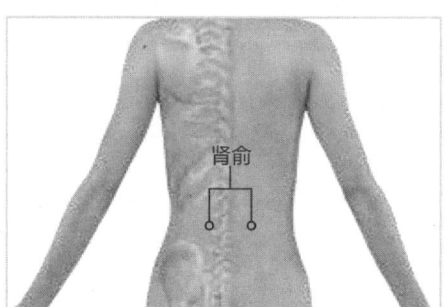

肾俞：位于腰部，第二腰椎棘突下，旁开 1.5 寸。

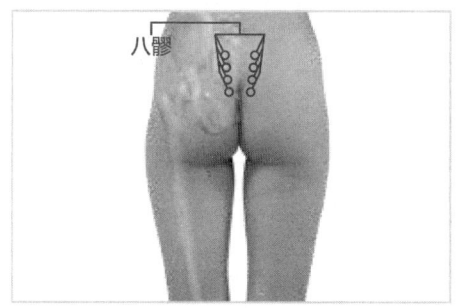

八髎：位于腰骶孔处，左右各四个，分别在第一、二、三、四骶后孔中。

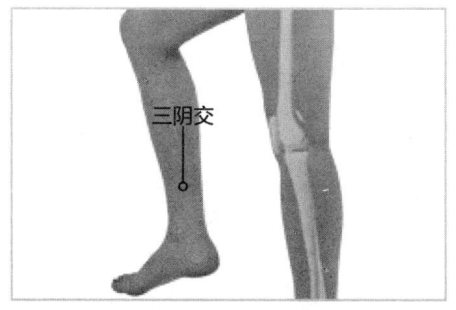

三阴交：位于小腿内侧，足内踝尖上 3 寸，胫骨内侧缘后方。

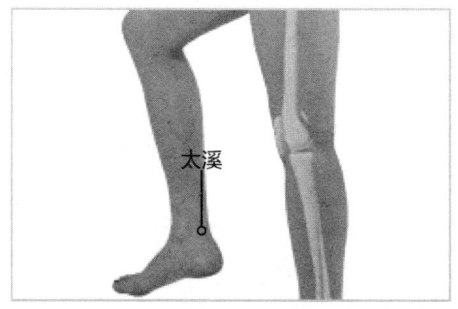

太溪：位于足内侧，内踝后方，内踝尖与跟腱之间的凹陷处。

●操作方法

Step 1. 压揉肾俞

将拇指指腹放于肾俞上，微用力压揉 2 分钟，以局部有酸胀感为宜。

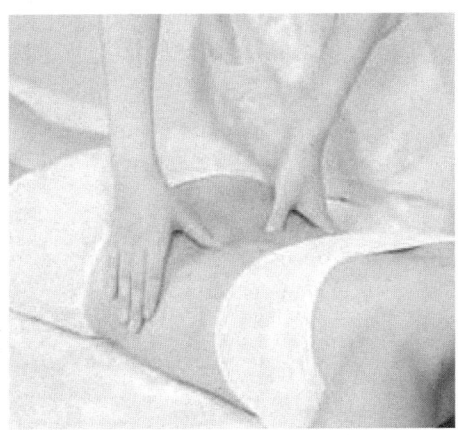

Step 2. 摩擦八髎

用手掌往返摩擦八髎 1 分钟，以局部有温热感为宜。

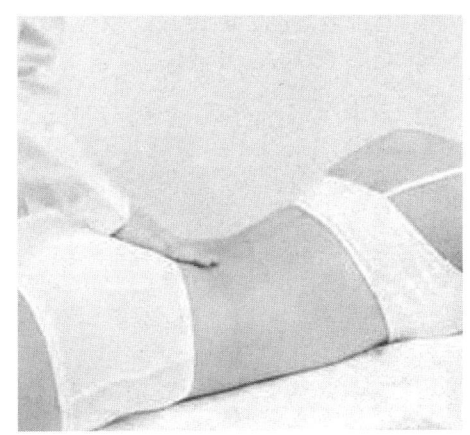

Step 3. 按揉三阴交

用拇指指腹按揉三阴交 1 分钟，以皮肤潮红、发热为度。

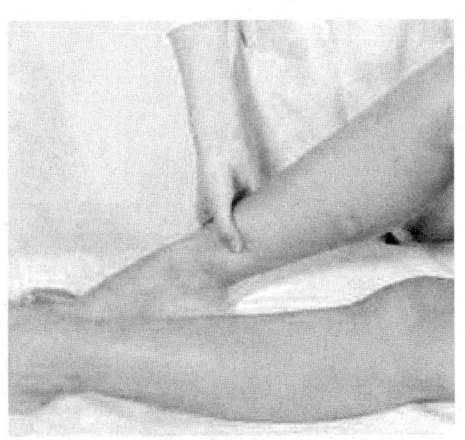

Step 4. 推按太溪

用拇指指腹从上往下推按太溪 1 分钟，力度适中，以局部有胀痛感为度。

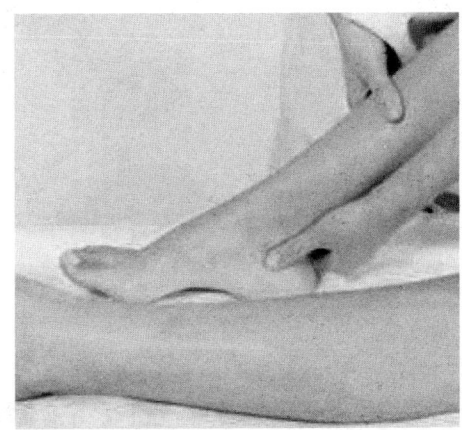

青椒炒腰花
健肾补腰、行气理血、温肾助阳

原料 猪腰 300 克，青椒 25 克，胡萝卜 30 克，芹菜 20 克，姜片、葱白、蒜末各少许

调料 盐 4 克，水淀粉 10 毫升，生粉、料酒、味精、食用油各适量

做法

Step1 洗好的青椒去籽切块、胡萝卜切片、芹菜切段；处理干净的猪腰去筋膜、上花刀，再切成片，加盐、味精、料酒、生粉拌匀后氽水。

Step2 用油起锅，倒入姜片、蒜末、葱白、青椒，爆香，倒入腰花，淋入料酒，炒香。

Step3 倒入切好的胡萝卜片、芹菜，加入适量盐、味精，翻炒入味。

Step4 加入少许水淀粉，快速拌炒均匀，将锅中材料盛出装盘即可。

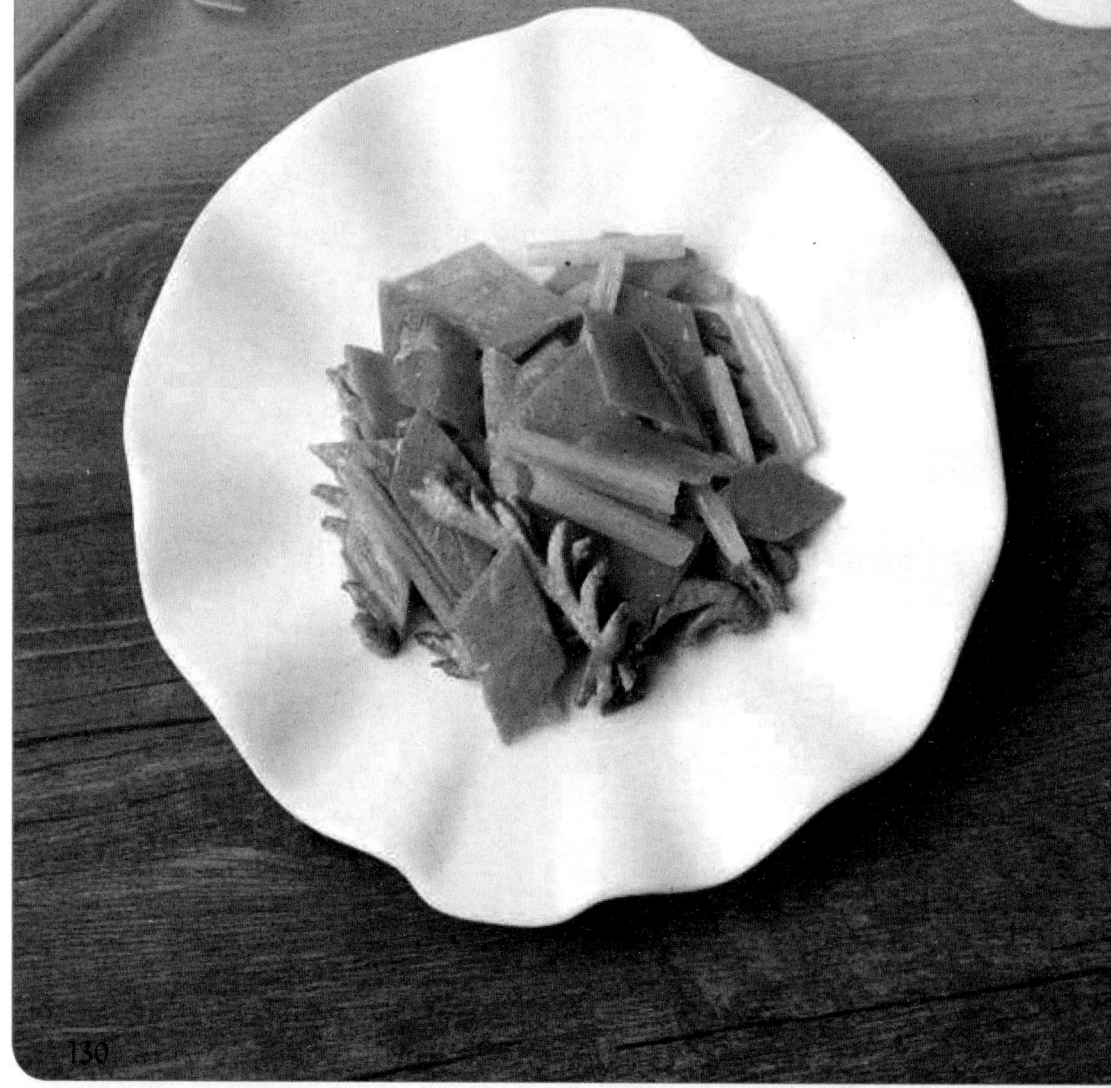

按摩缓解女性腰痛

女性的身体和生理特点容易引发腰痛，再加上女性特有的月经、怀孕、哺乳等生理特征以及慢性盆腔炎等病症都是导致腰痛的原因。主要症状为腰部冷痛、隐痛、酸软无力，在房事或劳累后疼痛加重，并伴有白带增加、小腹坠痛等。

●穴位处方

（1）按揉肾俞 50 ~ 100 次。
（2）按揉气海 50 ~ 100 次。
（3）按揉关元 50 ~ 100 次。
（4）点揉三阴交 100 次。

●治疗目的

调理胞宫，强健腰脊，缓解腰痛。

●穴位定位

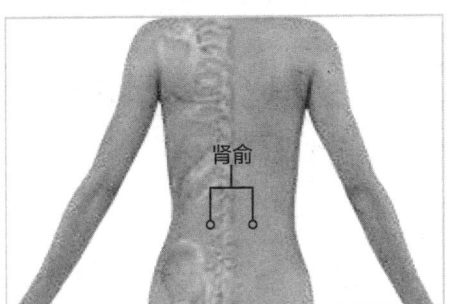

肾俞：位于腰部，第二腰椎棘突下，旁开 1.5 寸。

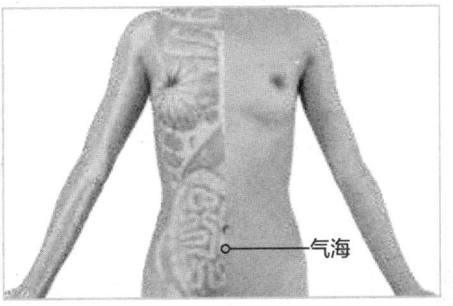

气海：位于下腹部，前正中线上，脐中下 1.5 寸。

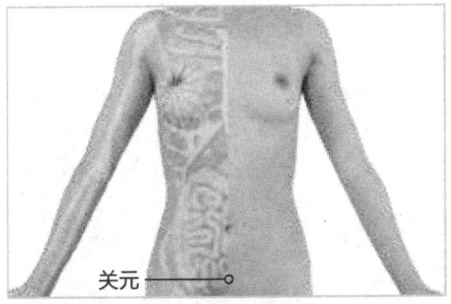

关元：位于下腹部，前正中线上，脐中下 3 寸。

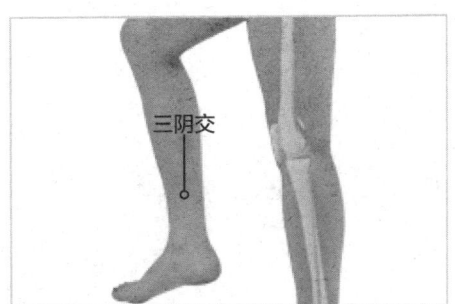

三阴交：位于小腿内侧，足内踝尖上 3 寸，胫骨内侧缘后方。

●操作方法

Step 1. 按揉肾俞

用拇指指腹按揉肾俞 50 ~ 100 次，力度适中，以局部有酸胀感为度。

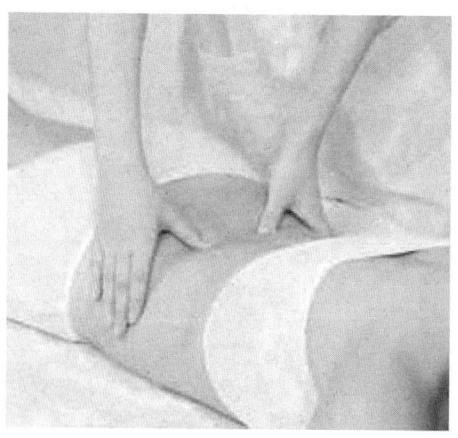

Step 2. 按揉气海

用食指、中指、无名指指端按揉气海 50 ~ 100 次，以局部皮肤发热为度。

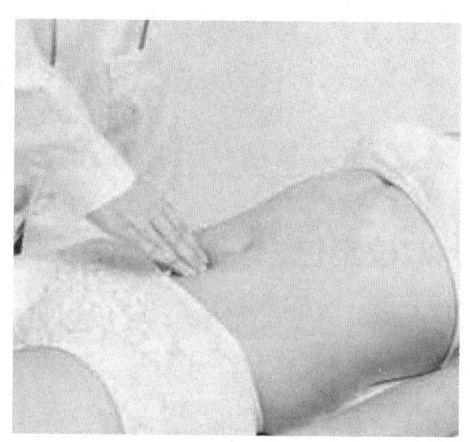

Step 3. 按揉关元

用食指、中指指腹按揉关元 50 ~ 100次，力度适中，以腹部透热为度。

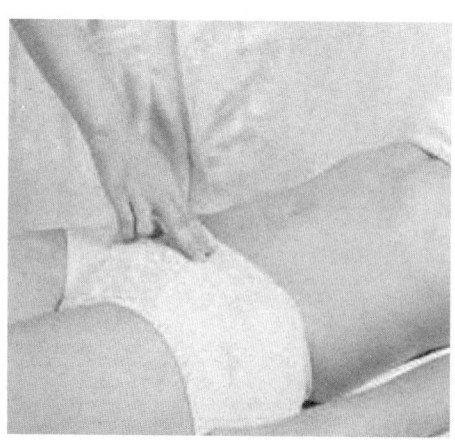

Step 4. 点揉三阴交

用拇指指腹点揉三阴交 100 次，以局部出现循经感传现象为度。

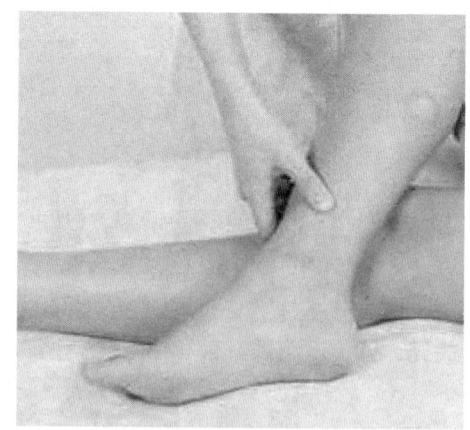

做法

Step1 把洗净的红枣切开，去除果核，再切成丁。

Step2 取榨汁机，选择搅拌刀座组合，放入洗好的枸杞，倒入红枣丁，再倒入泡发的米碎，盖上盖子，通电后选择"搅拌"功能，搅拌片刻，至全部食材成碎末，断电后取出搅拌好的食材，即成红枣米浆。

Step3 汤锅上火烧热，倒入红枣米浆，搅拌匀，用小火煮片刻至米浆呈糊状。

Step4 关火后盛出煮好的米糊，装在碗中，调入适量蜂蜜即可。

红枣枸杞米糊
养血调经、补益肝肾、补虚散寒

原料　米碎 50 克，红枣 20 克，枸杞 10 克

调料　蜂蜜适量

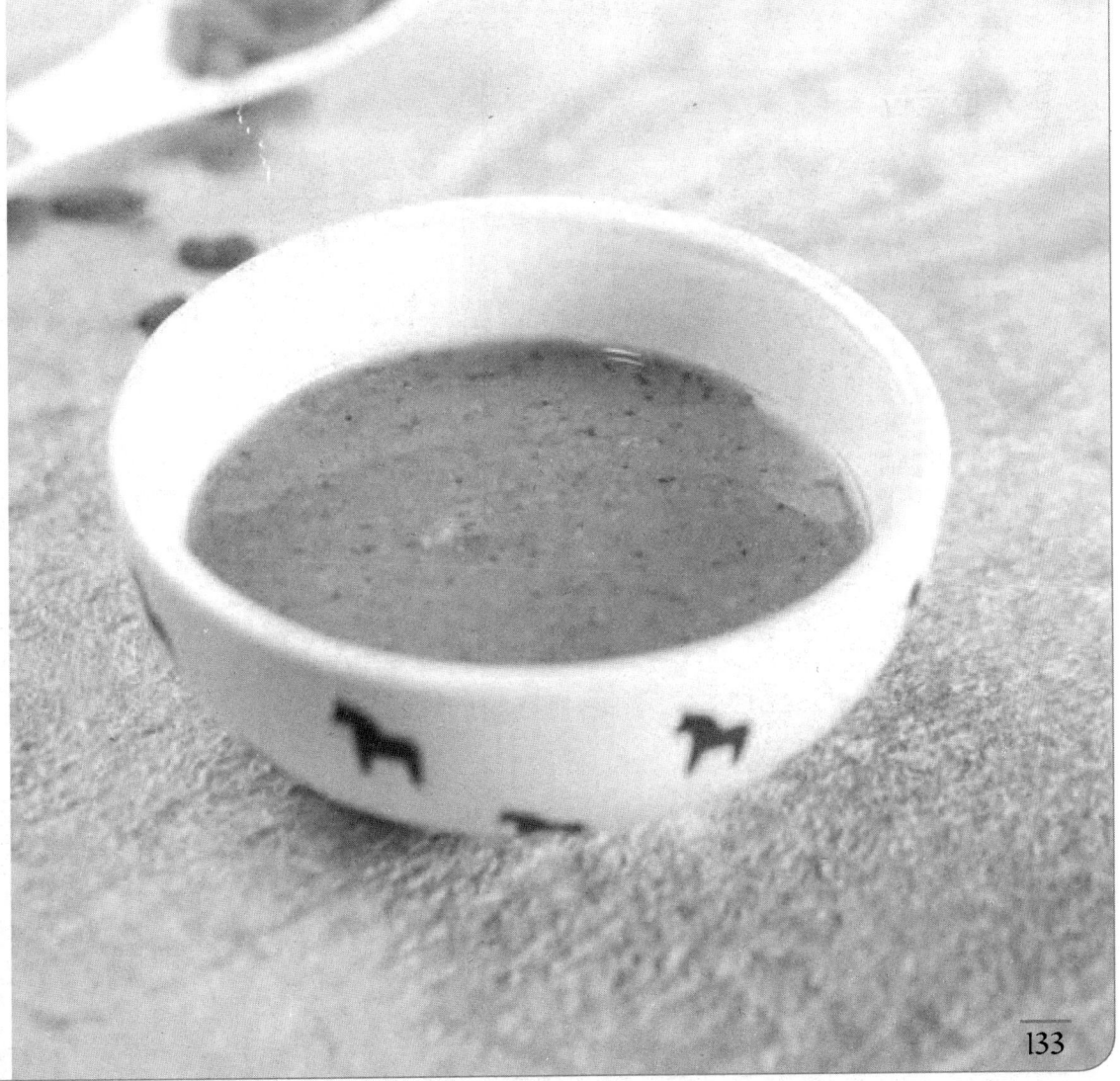

按摩缓解坐骨神经痛

坐骨神经痛指沿坐骨神经通路即腰、臀部、大腿后、小腿后外侧和足外侧发生的疼痛症状群，呈烧灼样或刀刺样疼痛，夜间痛感加重。典型表现为一侧腰部、臀部疼痛，并向大腿后侧、小腿后外侧延展。日久，患侧下肢会出现肌肉萎缩，或出现跛行。

●穴位处方

（1）按揉肾俞 1 分钟。

（2）按揉环跳 2 分钟。

（3）按压承扶 1 分钟。

（4）按压委中 1 分钟。

●治疗目的

舒筋活络、散寒除湿、通痹止痛，兼顾强筋健骨。

●穴位定位

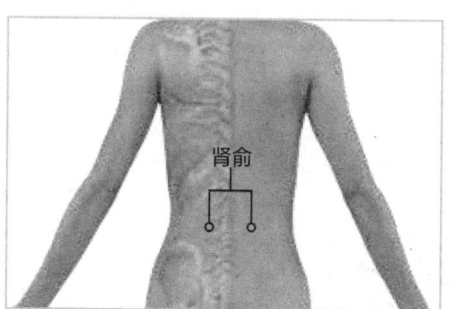

肾俞：位于腰部，第二腰椎棘突下，旁开 1.5 寸。

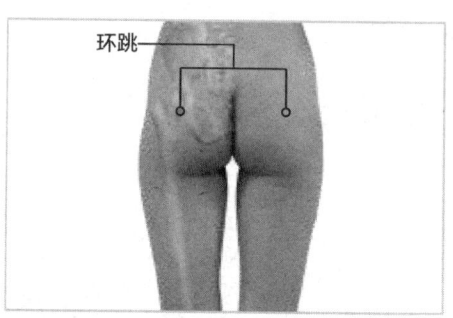

环跳：位于股骨大转子最凸点与骶管裂孔连线的外 1/3 与中 1/3 交点处。

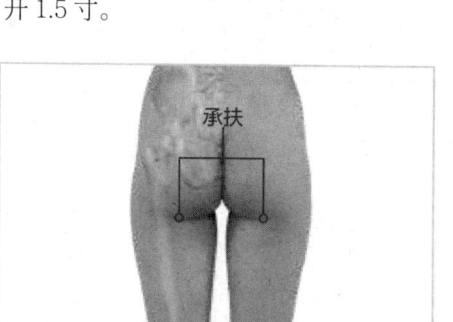

承扶：位于大腿后面，臀下横纹的中点处。

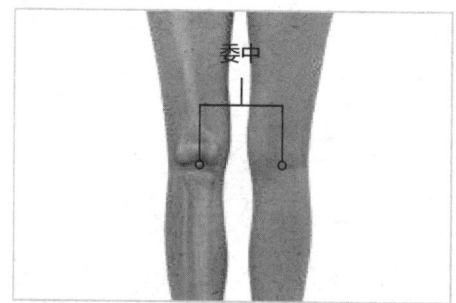

委中：位于腘横纹中点，股二头肌肌腱与半腱肌肌腱的中间。

●操作方法

Step1. 按揉肾俞

用拇指指腹适当用力按揉肾俞1分钟，以局部出现循经感传现象为度。

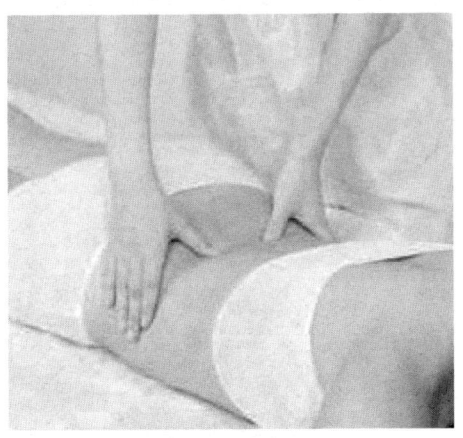

Step2. 按揉环跳

用手掌根部按揉环跳2分钟，力度适中，以局部有酸胀感为宜。

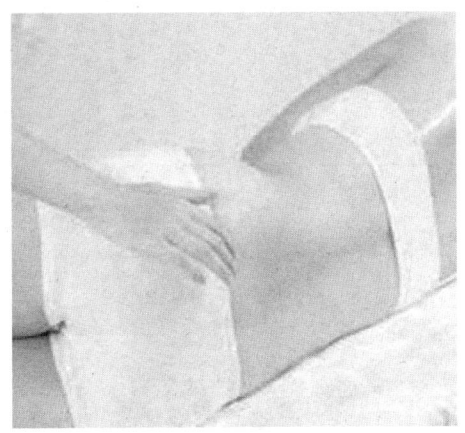

Step3. 按压承扶

用拇指指腹按压承扶1分钟，以局部有酸胀感为宜。

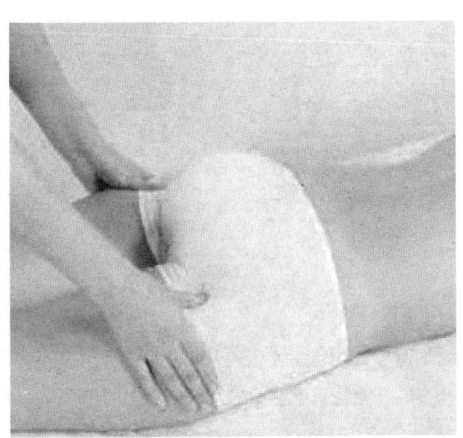

Step4. 按压委中

用拇指指端按压委中1分钟，力度适中，以患者可以承受为度。

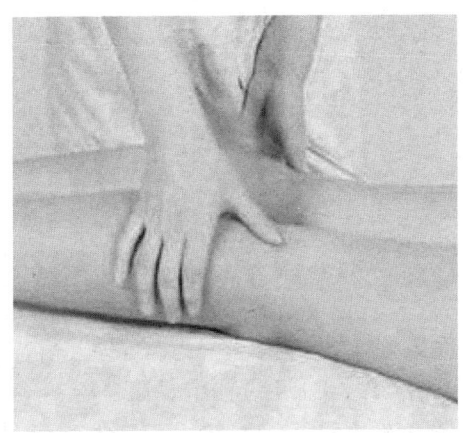

按摩缓解股神经痛

股神经痛是指由于腰椎病变压迫股骨神经，或股骨神经炎性病变产生的骨神经支配区域的放射性痛。临床上多见腰痛、大腿前侧痛，并向小腿内侧放射。

●穴位处方

（1）按揉腰阳关 1～2 分钟。
（2）按揉环跳 1～2 分钟。
（3）摩血海 60 次。
（4）压揉三阴交 1～2 分钟。

●治疗目的

疏通经脉，使腰腿气血运行通畅。

●穴位定位

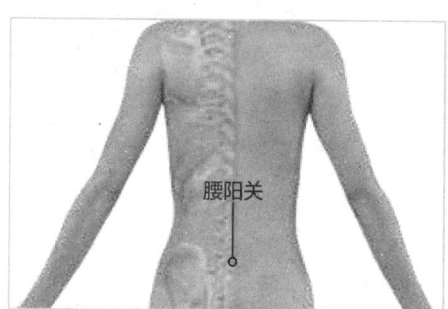

腰阳关： 位于腰部，裆后正中线上，第四腰椎棘突下凹陷处。

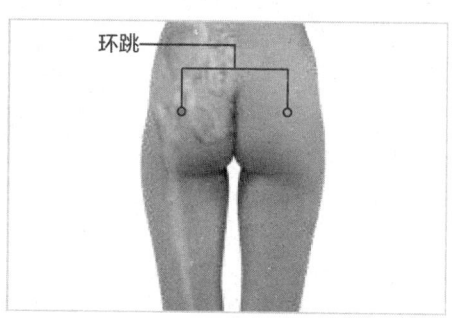

环跳： 位于股骨大转子最凸点与骶管裂孔连线的外 1/3 与中 1/3 交点处。

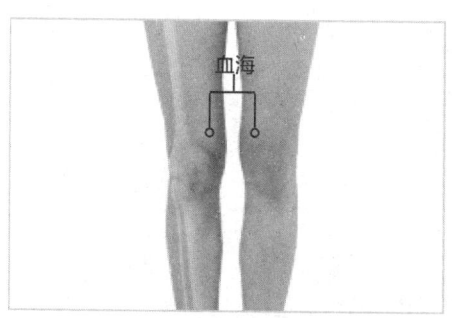

血海： 屈膝，位于大腿内侧，髌底内侧端上 2 寸，股四头肌内侧头隆起处。

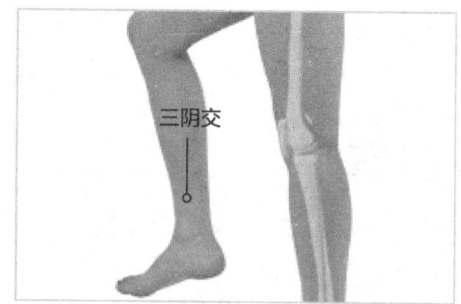

三阴交： 位于小腿内侧，足内踝尖上 3 寸，胫骨内侧缘后方。

●操作方法

Step 1. 按揉腰阳关

用食指、中指指腹按揉腰阳关 1～2 分钟，以小腹部透热为度。

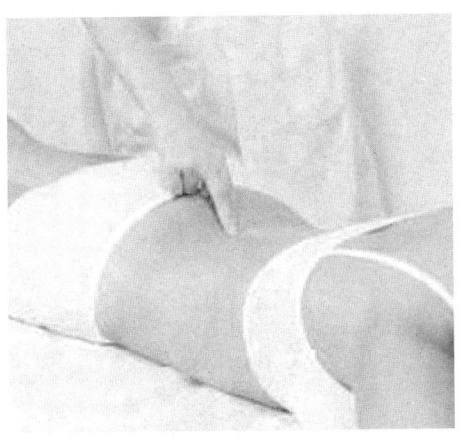

Step 2. 按揉环跳

将食指、中指紧并放于环跳上，用指腹按揉 1～2 分钟，以局部有酸胀感为宜。

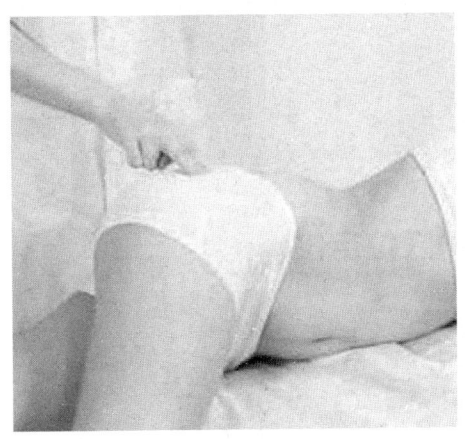

Step 3. 摩血海

用手掌顺时针方向轻摩血海 30 次，再逆时针方向轻摩血海 30 次，以局部发热为度。

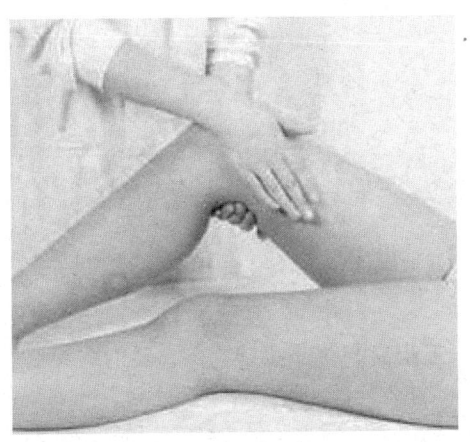

Step 4. 压揉三阴交

将拇指指尖放于三阴交上，微用力压揉 1～2 分钟，以局部有酸胀感为度。

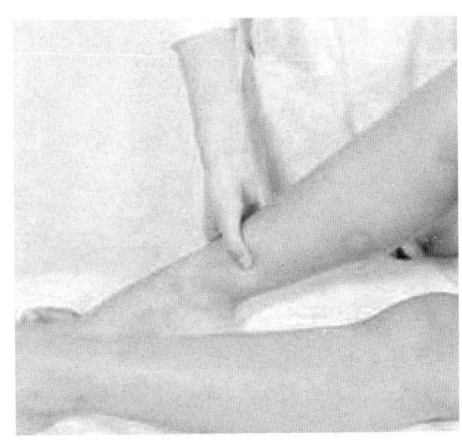

按摩缓解髌骨软化症

研究表明，髌骨软化症的发生与年龄、过度运动等因素相关。膝关节过度疲劳或反复的膝半蹲位扭伤，使膝关节周围肌力失衡，产生不协调的摩擦，使软骨面磨损，营养欠佳，进而产生退行性改变。

●穴位处方

（1）按揉血海1～2分钟。

（2）捏揉犊鼻1～2分钟。

（3）按揉足三里1～2分钟。

（4）按揉三阴交1～2分钟。

●治疗目的

行气活血、通经活络，改善膝部血液循环。

●穴位定位

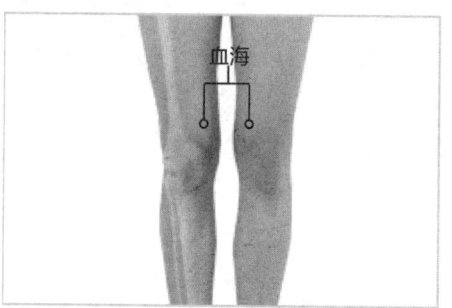

血海： 屈膝，位于大腿内侧，髌底内侧端上2寸，股四头肌内侧头隆起处。

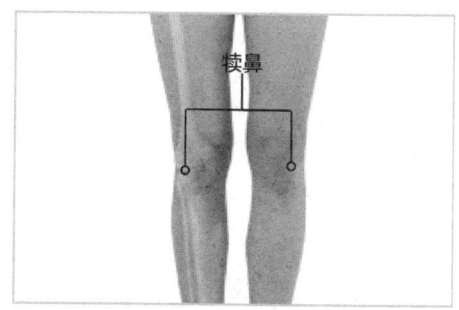

犊鼻： 屈膝，位于膝部，髌骨与髌韧带外侧凹陷处。

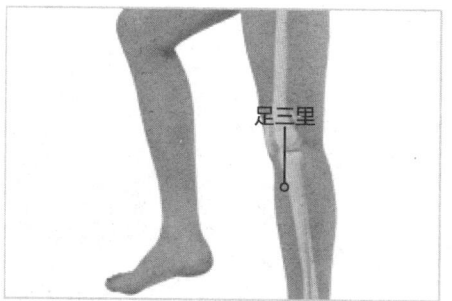

足三里： 位于小腿前外侧，犊鼻下3寸，距胫骨前缘一横指（中指）。

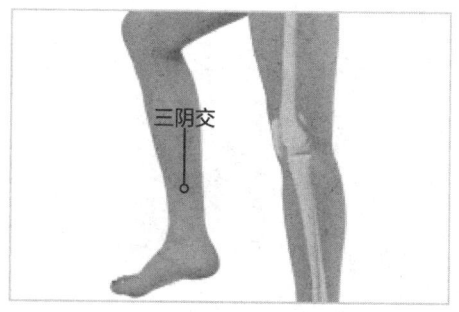

三阴交： 位于小腿内侧，足内踝尖上3寸，胫骨内侧缘后方。

●操作方法

Step 1. 按揉血海
用拇指指腹垂直按揉血海1～2分钟，以局部有酸胀、痛感为度。

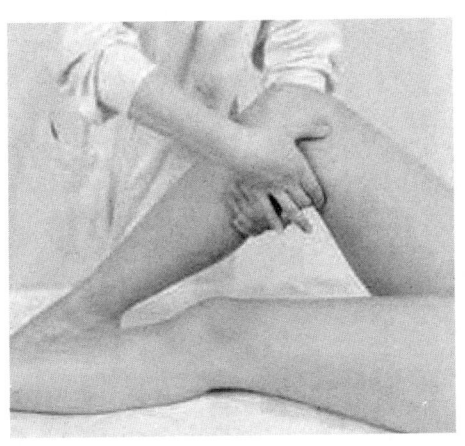

Step 2. 捏揉犊鼻
用拇指和食指、中指相对，捏揉犊鼻1～2分钟，以局部有酸胀感为度。

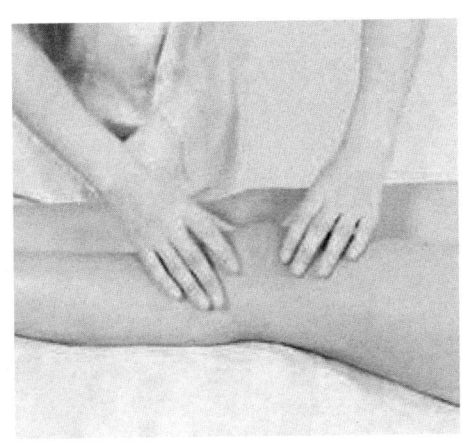

Step 3. 按揉足三里
用拇指指腹按揉足三里1～2分钟，以皮肤潮红、发热为度。

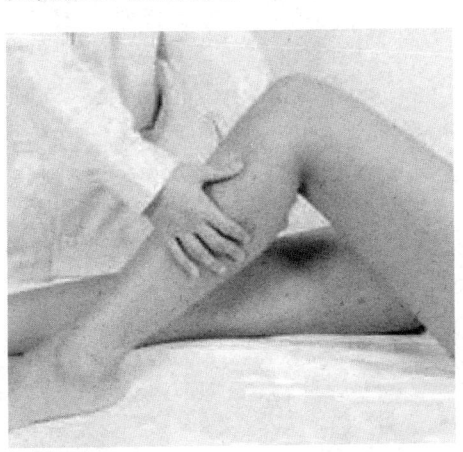

Step 4. 按揉三阴交
将食指、中指紧并按在三阴交上，用指腹以顺时针方向按揉1～2分钟。

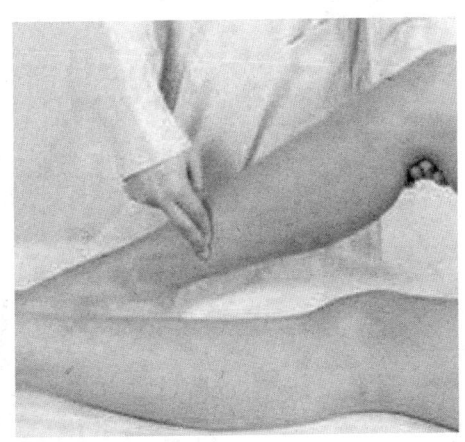

海带黄豆猪蹄汤
补充钙质、强壮筋骨、养护关节

原料 猪蹄 500 克，水发黄豆 100 克，海带 80 克，姜片 40 克

调料 盐、鸡粉各 2 克，胡椒粉少许，料酒 6 毫升，白醋 15 毫升

做法

Step1 将洗净的猪蹄对半切开，再斩成小块；将洗好的海带切开，再切成小块。

Step2 锅中注入适量清水烧热，放入猪蹄块，淋上白醋，用大火煮一会儿，捞出猪蹄，沥干水分，待用；再放入切好的海带，搅匀，煮约30秒，捞出海带，沥干水分，待用。

Step3 砂锅中注入适量清水烧开，放入姜片，倒入洗净的黄豆，再倒入余好的猪蹄，轻轻搅匀，放入海带，搅匀，淋入料酒，盖上盖，煮沸后用小火煲煮约 1 小时，至全部食材熟透。

Step4 揭开盖，加入鸡粉、盐，搅拌片刻，再撒上少许胡椒粉，搅匀，再煮片刻，至汤汁入味，关火后取下砂锅即可。

刮痧缓解风湿性关节炎

　　风湿性关节炎是一种急性或慢性结缔组织性炎症。多以急性发热及关节疼痛起病，多发于膝、踝、肩、肘、腕等大关节部位，以病变局部呈现红、肿、灼热，肌肉游走性酸楚、疼痛为特征。本节的治疗方法主要针对腰腿关节的湿热性疼痛。

●穴位处方

（1）面刮髀关 30 次。

（2）面刮血海 30 次。

（3）面刮膝阳关 10 ～ 15 次。

（4）角刮太溪 30 次。

●治疗目的

舒筋活络，祛风除湿，消除腰腿关节炎症。

●穴位定位

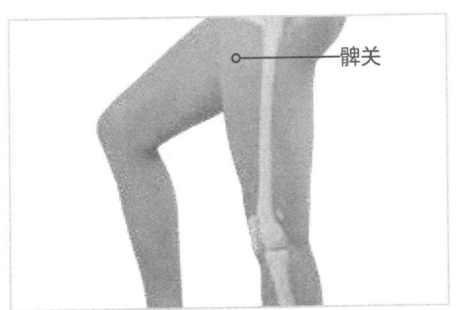

髀关：位于大腿前面，髂前上棘与髌底外侧端的连线上，屈髋时，平会阴。

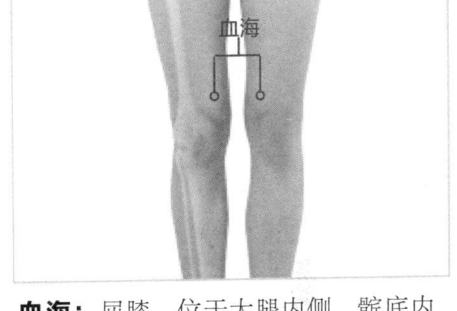

血海：屈膝，位于大腿内侧，髌底内侧端上 2 寸，股四头肌内侧头的隆起处。

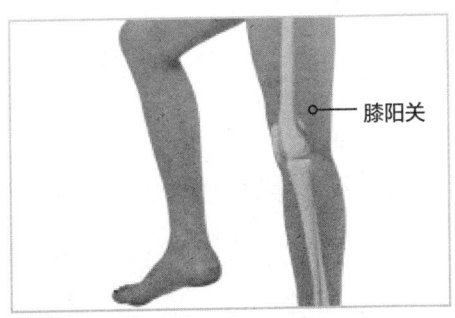

膝阳关：位于膝外侧，阳陵泉上 3 寸，股骨外上髁上方的凹陷处。

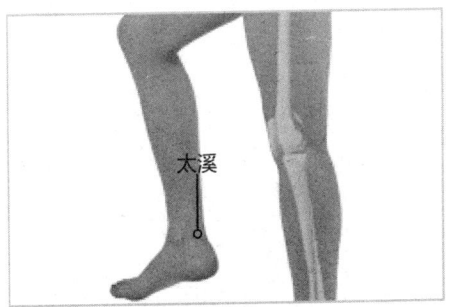

太溪：位于足内侧，内踝后方，内踝尖与跟腱之间的凹陷处。

●操作方法

Step1. 面刮髀关

用面刮法刮拭髀关 30 次,力度适中,以局部皮肤出现小痧点为度。

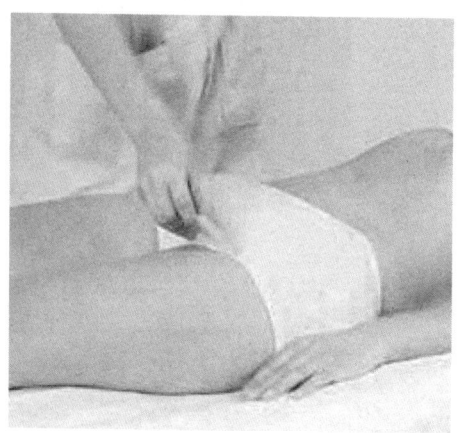

Step2. 面刮血海

用面刮法刮拭血海 30 次,手法宜轻柔连贯,以皮肤潮红、出痧为度。

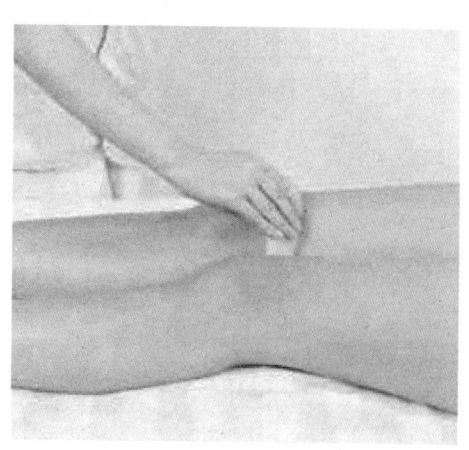

Step3. 面刮膝阳关

用面刮法由上往下刮拭膝阳关 10 ~ 15 次,以皮肤出痧为度。

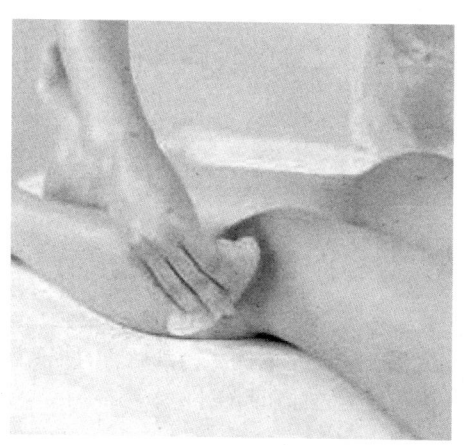

Step4. 角刮太溪

用角刮法自上而下刮拭太溪 30 次,力度适中,直至皮肤发红为止。

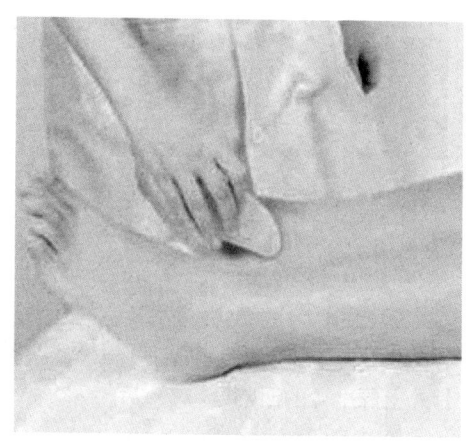

做法

Step1 洗好的香菇切粗丝；去皮洗净的丝瓜对半切开，再切成条形，改切成小块。

Step2 用油起锅，下入姜末，用大火爆香，放入香菇丝，翻炒几下至其变软，放入切好的丝瓜，翻炒匀。

Step3 待丝瓜析出汁水后注入备好的高汤，搅拌匀，再盖上锅盖，用大火煮片刻至汤汁沸腾，取下盖子，加入盐，拌匀调味，续煮片刻至入味。

Step4 关火后盛出煮好的丝瓜汤，放在汤碗中，撒上葱花即成。

香菇丝瓜汤
清热祛湿、活血通络、解毒消肿

原料 鲜香菇 30 克，鲜丝瓜 120 克，高汤 200 毫升，姜末、葱花各少许

调料 盐 2 克，食用油少许

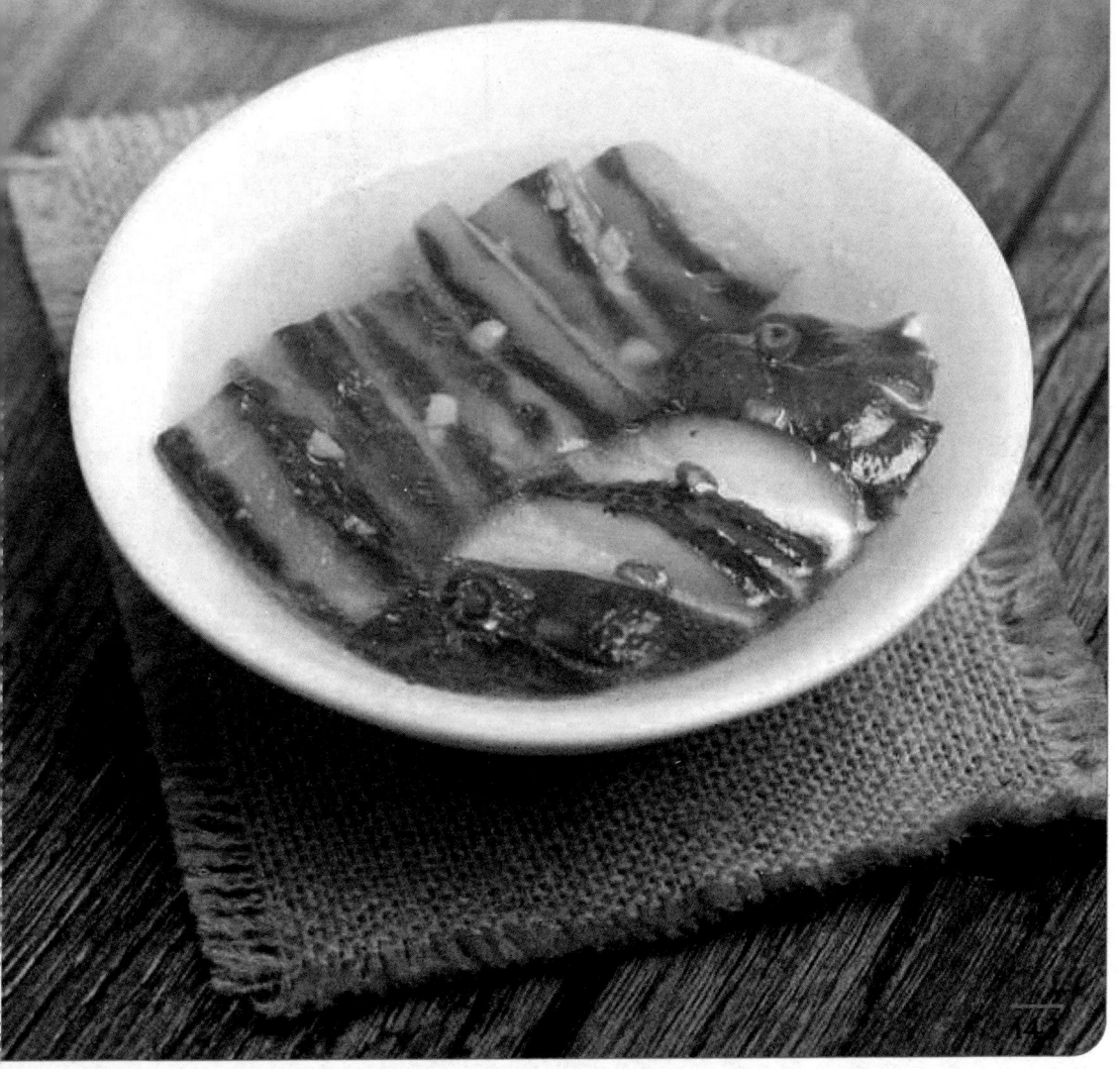

按摩缓解膝关节骨关节炎

现代医学认为，骨赘形成实际是一种自我修复的表现。早期表现为关节疼痛，主要是髌骨下疼痛，有摩擦感，上下楼梯或坐位起立时明显。关节肿胀积液可自然消退，又反复发作。

●穴位处方	●治疗目的
（1）按压梁丘1分钟。	改善膝关节僵硬，使之屈伸灵活。
（2）按揉血海2分钟。	
（3）按揉犊鼻1分钟。	
（4）按揉悬钟1分钟。	

●穴位定位

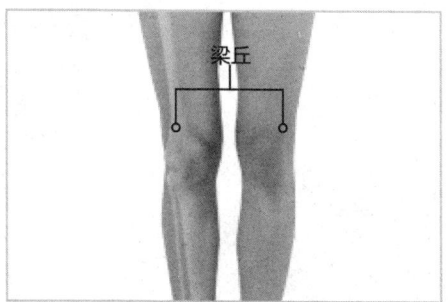

梁丘：屈膝，位于髂前上棘与髌底外侧端的连线上，髌底上2寸。

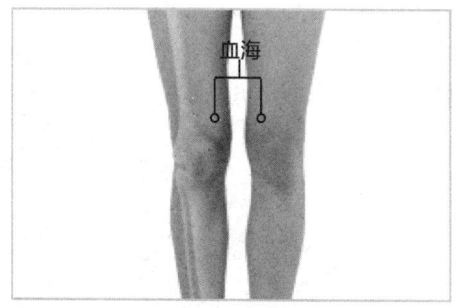

血海：屈膝，位于大腿内侧，髌底内侧端上2寸，股四头肌内侧头的隆起处。

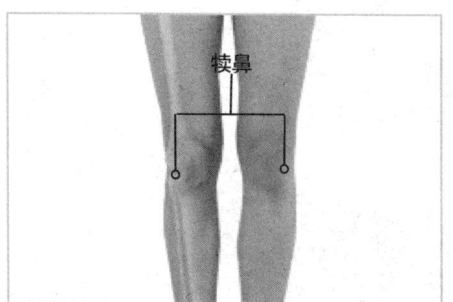

犊鼻：屈膝，位于膝部，髌骨与髌韧带外侧凹陷处。

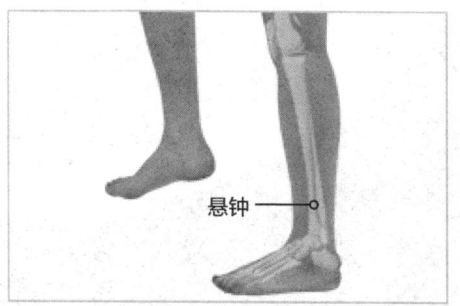

悬钟：位于小腿外侧，外踝尖上3寸，腓骨前缘。

●操作方法

Step1. 按压梁丘
用拇指指腹按压梁丘1分钟，有一定压迫感后，持续一段时间，再慢慢放松。

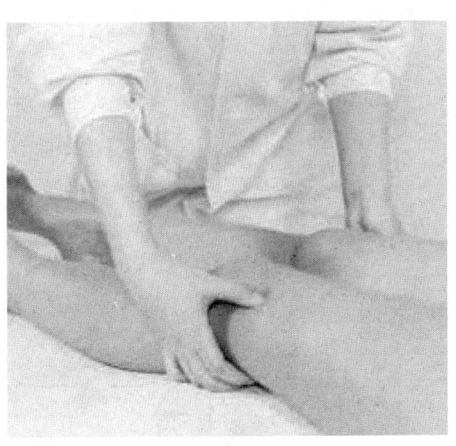

Step2. 按揉血海
用拇指指腹垂直按揉血海2分钟，以局部有酸胀感为度。

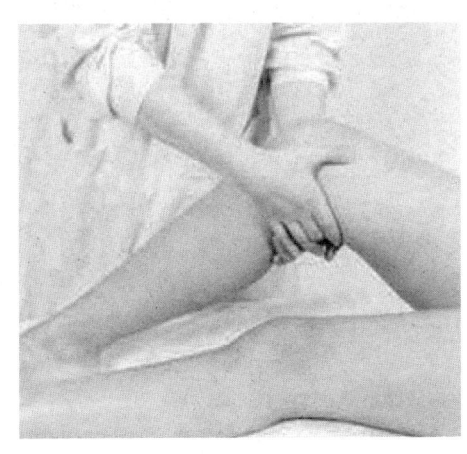

Step3. 按揉犊鼻
用手掌根按揉犊鼻1分钟，力度适中，以局部有酸胀感为度。

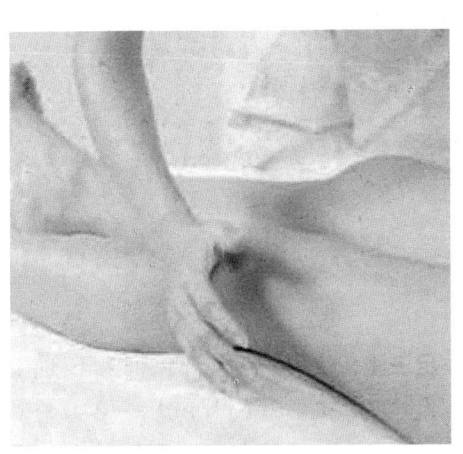

Step4. 按揉悬钟
将拇指指腹放于悬钟上，由轻渐重，按揉1分钟，以局部有酸胀感为度。

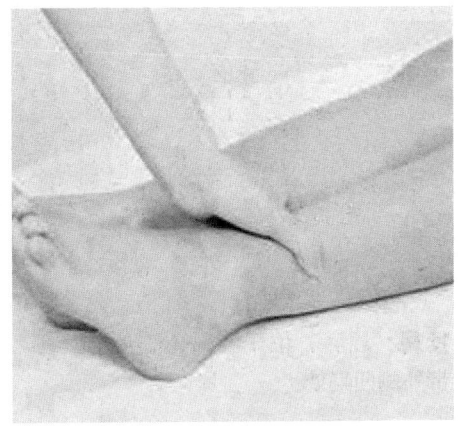

按摩缓解膝关节痛

膝关节痛常见于风湿性和类风湿性关节炎、膝关节韧带损伤、膝关节半月板损伤、膝关节骨质增生、膝关节周围纤维组织发炎等病症，可通过按摩来辅助治疗。

●穴位处方

（1）按压血海60～100次。

（2）按揉鹤顶1～2分钟。

（3）按揉犊鼻1～2分钟。

（4）按揉足三里1～2分钟。

●治疗目的

使膝关节气血通畅，改善膝关节处的病症，促进膝关节的健康。

●穴位定位

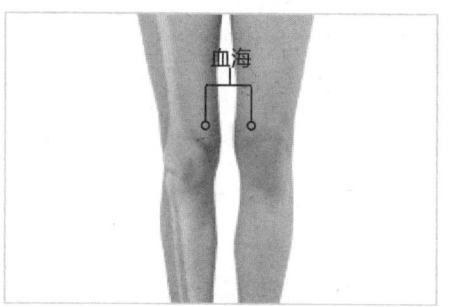

血海： 屈膝，位于大腿内侧，髌底内侧端上2寸，股四头肌内侧头的隆起处。

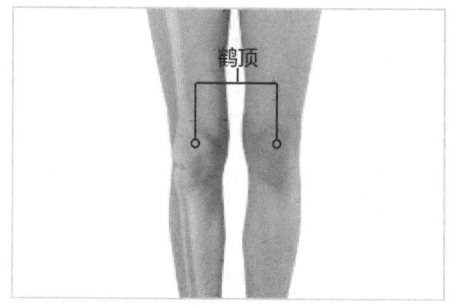

鹤顶： 位于膝上部，髌底的中点上方凹陷处。

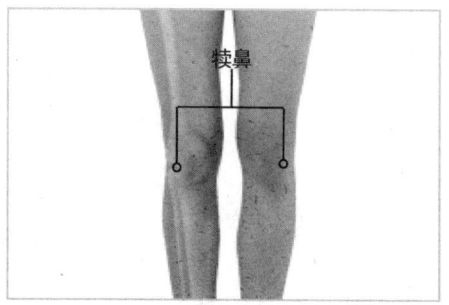

犊鼻： 屈膝，位于膝部，髌骨与髌韧带外侧凹陷处。

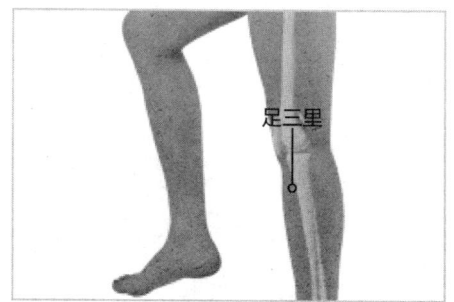

足三里： 位于小腿前外侧，犊鼻下3寸，距胫骨前缘一横指（中指）。

●操作方法

Step1. 按压血海
用拇指指腹按压血海60～100次，力度稍重，以局部有酸痛感为度。

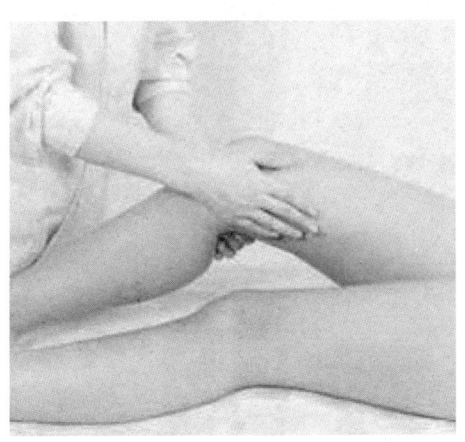

Step2. 按揉鹤顶
用拇指指腹按揉鹤顶1～2分钟，以局部有酸胀感为度。

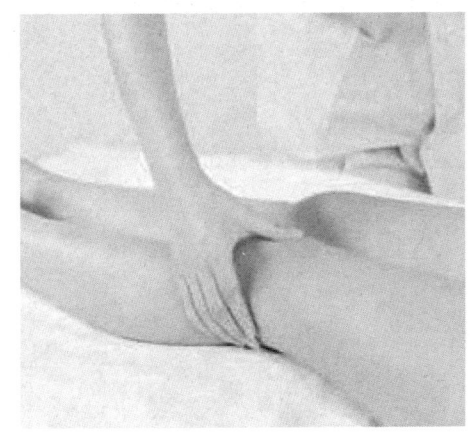

Step3. 按揉犊鼻
将食指、中指、无名指置于犊鼻上，用指腹按揉1～2分钟，以局部有酸胀感为度。

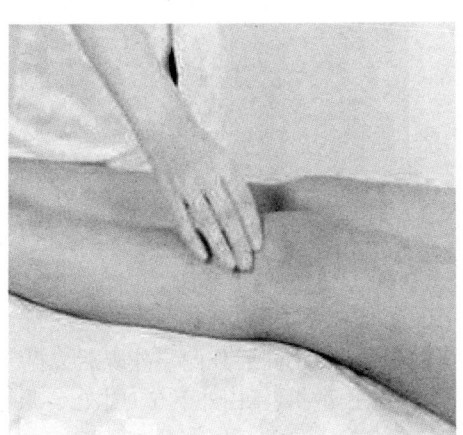

Step4. 按揉足三里
用拇指指尖按揉足三里1～2分钟，力道略重，以局部有酸胀感为度。

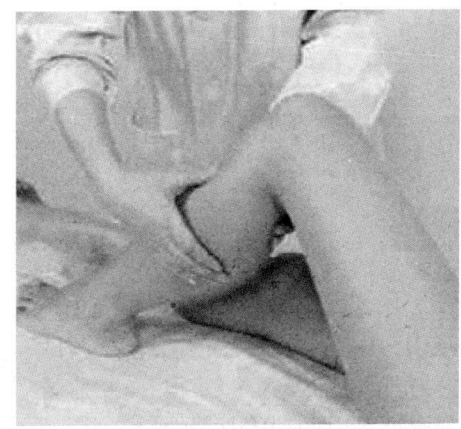

按摩缓解小腿肚僵痛

　　长时间保持一个姿势，会出现小腿肌肉僵硬和疼痛的感觉，遇到这种情况，可通过按摩的方法松解发硬的肌肉。如果能在泡澡后再进行肌肉的按摩，效果会更好。

●穴位处方

（1）按揉足三里1分钟。

（2）按揉承筋1分钟。

（3）压揉承山2分钟。

（4）捏揉飞扬1分钟。

●治疗目的

舒筋活络、回血通脉，使淤积在小腿肚的血液流通顺畅。

●穴位定位

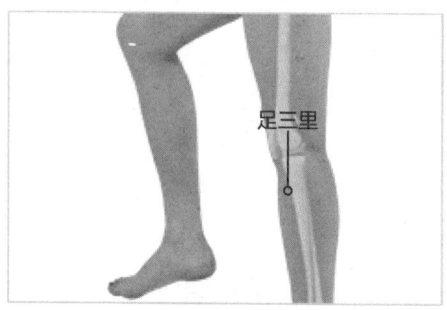

足三里： 位于小腿前外侧，犊鼻下3寸，距胫骨前缘一横指（中指）。

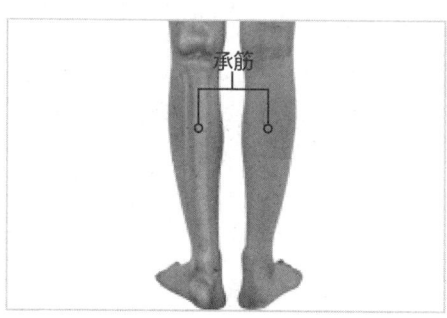

承筋： 位于小腿后，委中与承山的连线上，腓肠肌肌腹中央，委中下5寸。

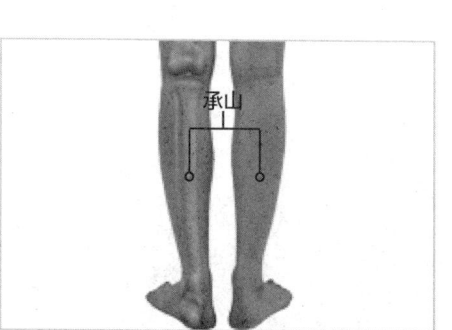

承山： 位于小腿后面正中，委中与昆仑之间，当伸直小腿或足跟上提时腓肠肌肌腹下出现的尖角凹陷处。

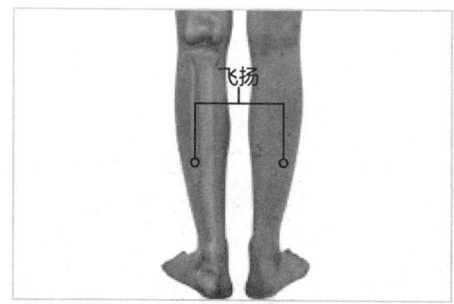

飞扬： 位于小腿后外侧，外踝后，昆仑穴直上7寸，承山外下方1寸处。

●操作方法

Step 1. 按揉足三里

用拇指指腹按揉足三里 1 分钟，以皮肤潮红、发热为度。

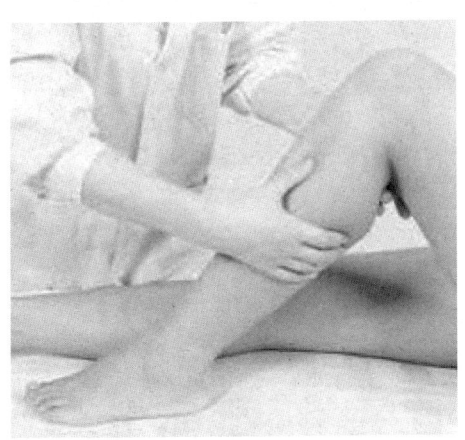

Step 2. 按揉承筋

将拇指指腹置于承筋上，适当用力按揉 1 分钟，以局部有酸胀感为度。

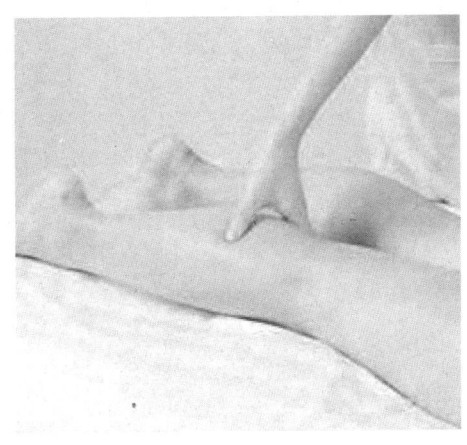

Step 3. 压揉承山

将拇指放于承山上，其余四指附于小腿外侧，用力压揉 2 分钟，以局部有酸胀感为度。

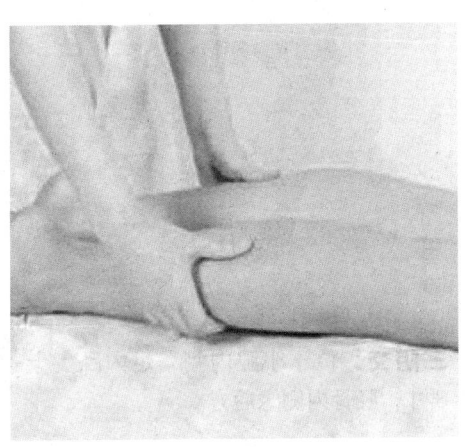

Step 4. 捏揉飞扬

将拇指指腹置于飞扬上，其余四指附于小腿上，捏揉 1 分钟，以局部有酸胀感为度。

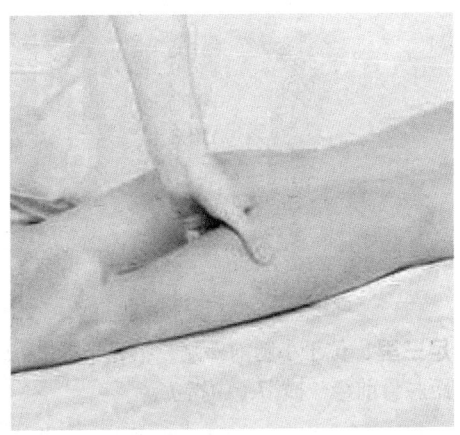

按摩缓解骨质疏松症

骨质疏松症是由骨组织细微结构受损导致的一种全身骨代谢障碍疾病，表现为骨矿物成分和骨基质等比例不断减少，骨小梁数量减少，骨质变薄，骨脆性增加和骨折危险度升高。

●穴位处方

（1）推按脾俞 1 ~ 2 分钟。

（2）点揉肾俞 1 分钟。

（3）按揉足三里 1 ~ 2 分钟。

（4）按揉三阴交 1 ~ 2 分钟。

●治疗目的

强筋健骨，舒缓疼痛，增加骨骼营养。

●穴位定位

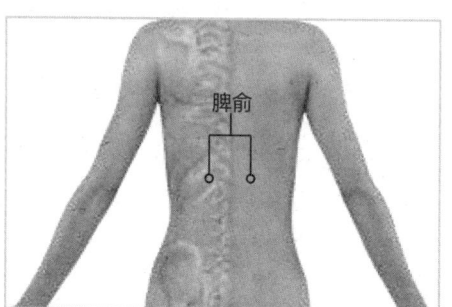

脾俞：位于背部，第十一胸椎棘突下，旁开 1.5 寸。

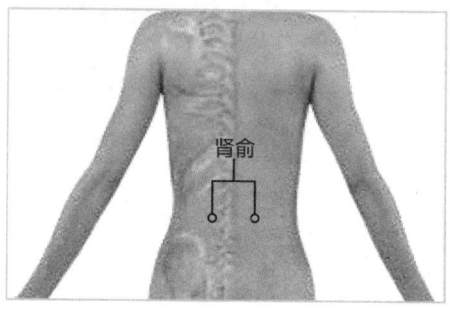

肾俞：位于腰部，第二腰椎棘突下，旁开 1.5 寸。

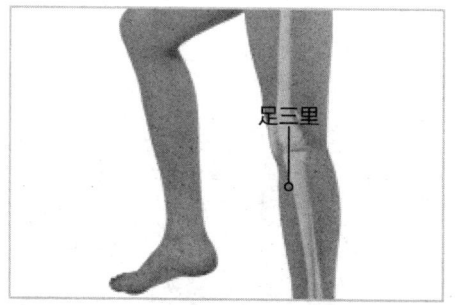

足三里：位于小腿前外侧，犊鼻下 3 寸，距胫骨前缘一横指（中指）。

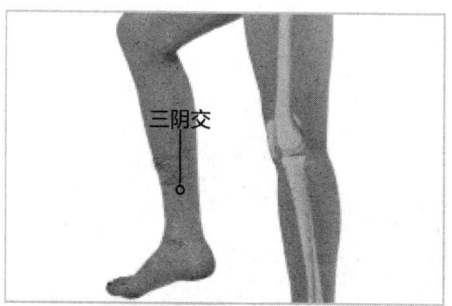

三阴交：位于小腿内侧，足内踝尖上 3 寸，胫骨内侧缘后方。

●操作方法

Step1. 推按脾俞

将拇指指腹放在脾俞上，推按1~2分钟，以局部皮肤潮红为度。

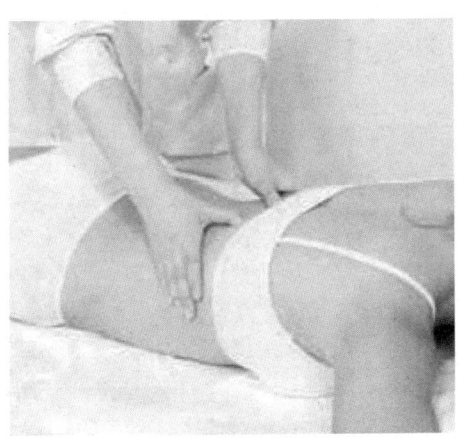

Step2. 点揉肾俞

将拇指指腹放在肾俞上，适当点揉1分钟，以局部有酸胀感为度。

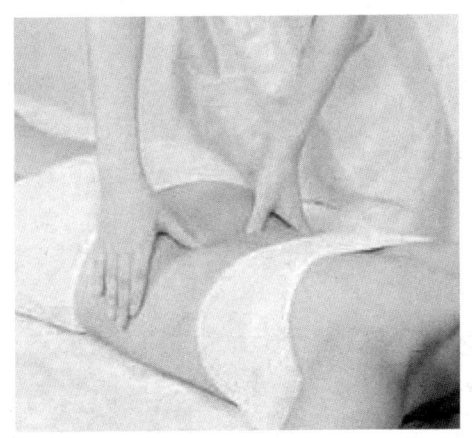

Step3. 按揉足三里

用食指、中指指腹用力按揉足三里1~2分钟，以局部有酸胀、痛感为度。

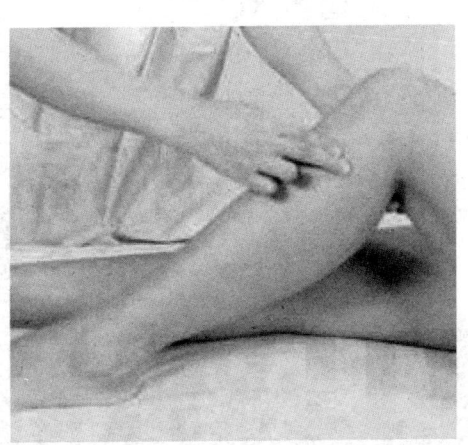

Step4. 按揉三阴交

用拇指指腹顺时针按揉三阴交1~2分钟，力道稍重，以局部有酸胀感为度。

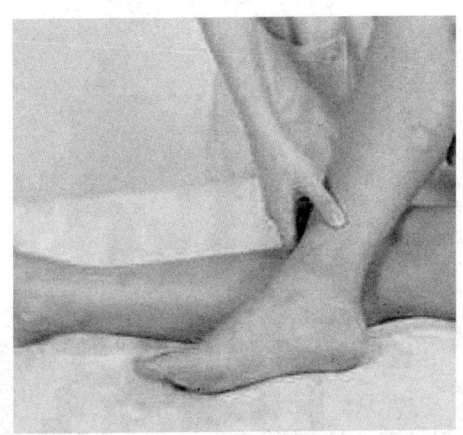

山药枸杞兔骨汤

健脾养胃、补益肝肾、强健筋骨

原料 兔骨200克，猪骨180克，山药150克，桂圆肉、枸杞、姜片各少许

调料 盐、鸡粉各2克，料酒8毫升

做法

Step1 洗净去皮的山药切条形，再切成小块，备用；锅中注入适量清水烧开，淋入料酒，放入切好的猪骨、兔骨，搅匀，煮约1分钟，汆去血水，捞出汆煮好的食材，沥干水分，待用。

Step2 砂锅中注入适量清水烧开，倒入备好的桂圆肉、枸杞、姜片，放入汆过水的兔骨、猪骨，倒入山药，搅匀。

Step3 淋入少许料酒，盖上盖，烧开后用小火煮约1小时至食材熟透。

Step4 揭开盖，加入少许盐、鸡粉，拌匀调味，至食材入味，关火后盛出煮好的汤料即可。

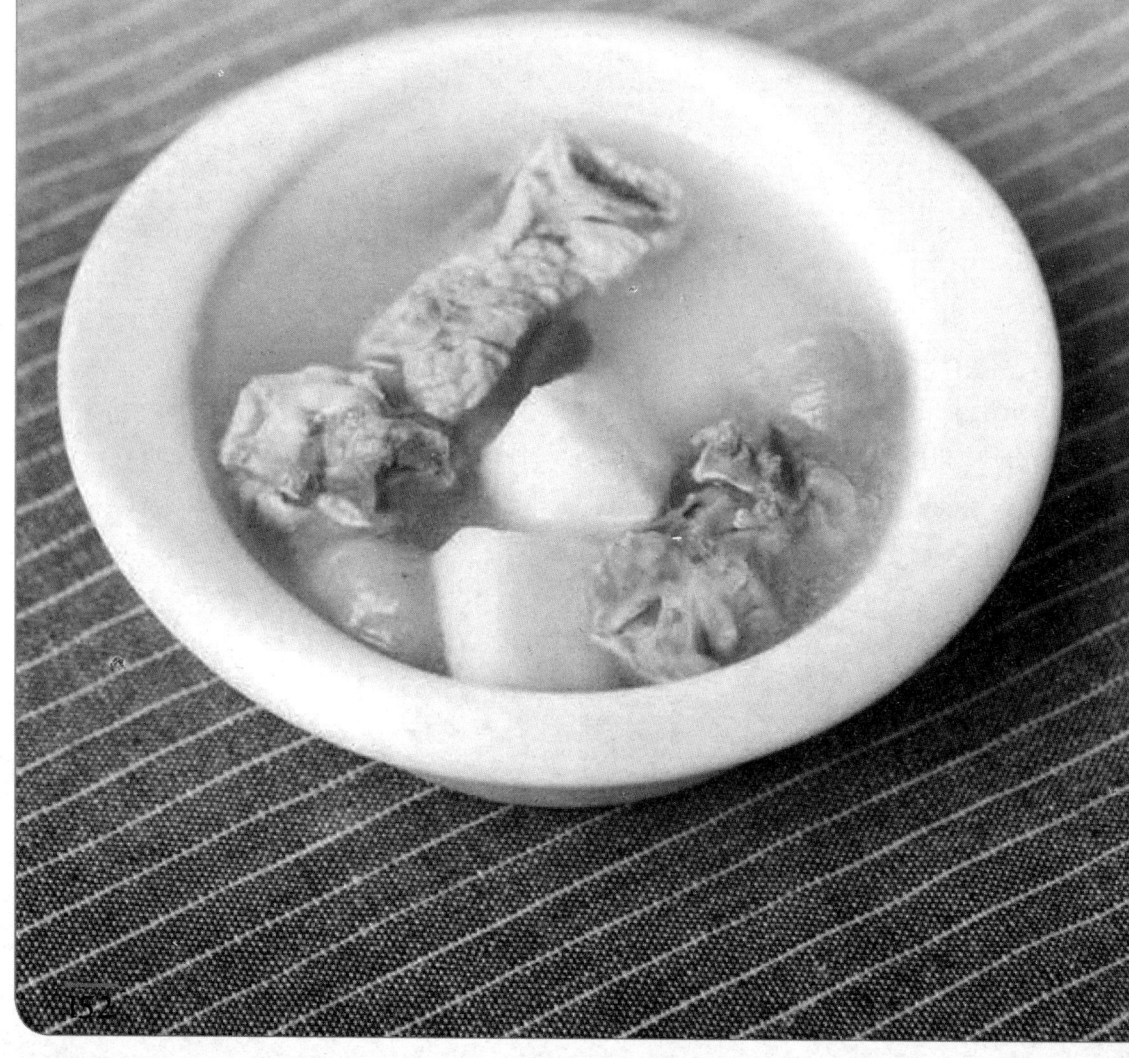

刮痧缓解小腿痉挛

小腿痉挛俗称小腿抽筋，医学上称为腓肠肌痉挛，当腓肠肌痉挛时，小腿局部会剧烈疼痛，影响活动。中医认为，此病的发生多与体内气血不足有关。

●穴位处方
（1）面刮阳陵泉 30 次。
（2）面刮承筋 30 次。
（3）面刮承山 30 次。
（4）角刮悬钟 30 次。

●治疗目的
舒筋止痛，促进体内血液循环，进而减少腓肠肌痉挛的发生。

●穴位定位

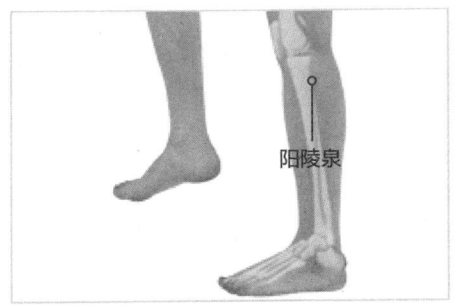

阳陵泉：位于小腿外侧，腓骨头前下方凹陷处。

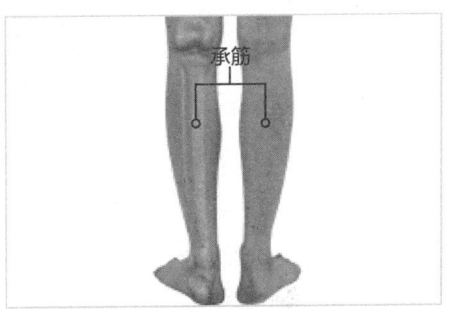

承筋：位于小腿后，委中与承山的连线上，腓肠肌肌腹中央，委中下 5 寸。

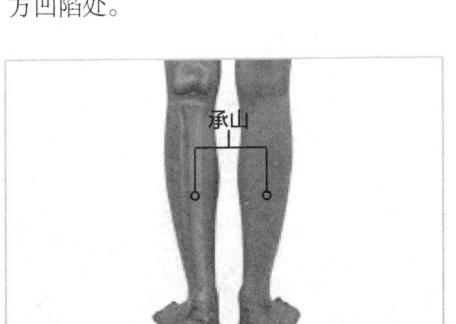

承山：位于小腿后面正中，委中与昆仑之间，当伸直小腿或足跟上提时腓肠肌肌腹下出现的尖角凹陷处。

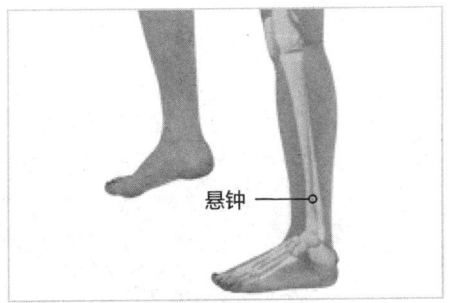

悬钟：位于小腿外侧，外踝尖上 3 寸，腓骨前缘。

●操作方法

Step 1. 面刮阳陵泉

用面刮法从上往下刮拭阳陵泉 30 次，力道略重，以皮肤出痧为度。

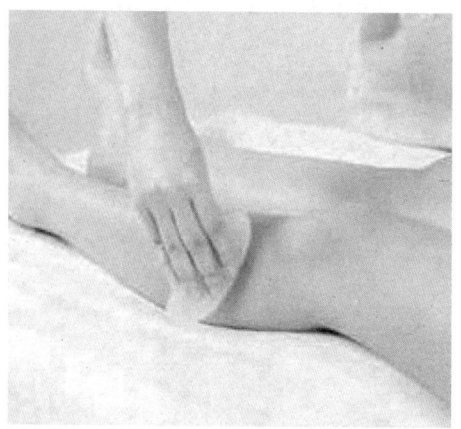

Step 2. 面刮承筋

用刮痧板的侧边从上往下刮拭承筋 30 次，力度适中，以局部皮肤潮红为度。

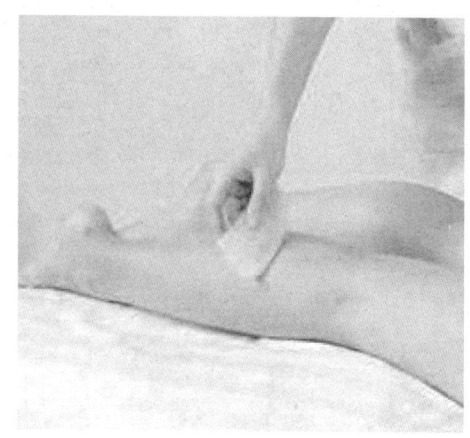

Step 3. 面刮承山

用面刮法刮拭承山 30 次，力度适中，以皮肤潮红为度。

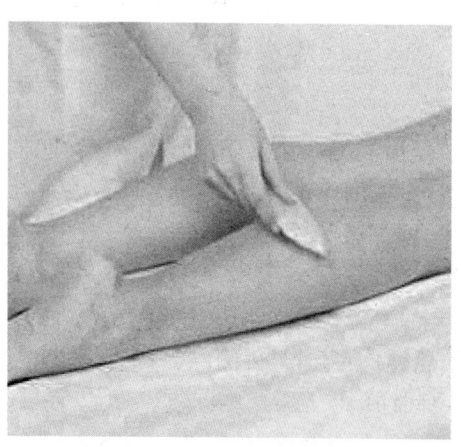

Step 4. 角刮悬钟

用角刮法刮拭悬钟 30 次，力度适中，以皮肤潮红、发热为度。

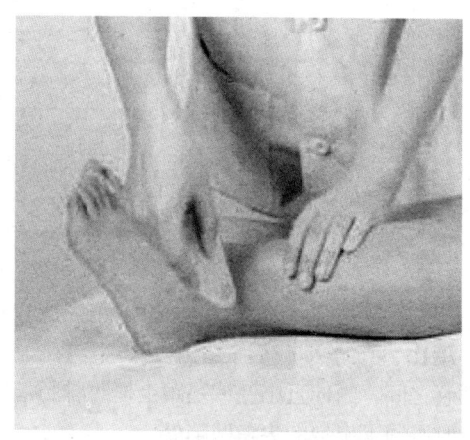

做法

Step1 将洗净去皮的生姜切片，再切细丝；洗净的葱切成细末；洗净去皮的莲藕切小块；锅中倒入适量清水烧开，放入排骨段，搅拌匀，汆煮约1分钟，再捞出排骨，沥干水分，待用。

Step2 锅中注入适量清水烧热，放入当归、黄芪、姜丝，倒入洗净的花生米，再放入汆煮过的排骨，搅拌匀。

Step3 取砂煲，盛入锅中的材料，再把砂煲置于旺火上，盖好盖，用小火煲煮约1小时，至排骨熟软。

Step4 揭盖，放入莲藕块，拣出药渣，再加入少许盐、料酒、鸡汁，拌匀调味，盖上盖，用小火续煮约10分钟，至食材入味。

Step5 关火后取下盖，掠去浮沫，再盛出煮好的排骨汤，装入汤碗中，撒入葱末，撒上胡萝卜片即成。

归芪莲藕排骨汤

补益气血、活血健骨、温中补虚

原料 莲藕250克，排骨200克，生姜15克，葱10克，当归、黄芪各15克，胡萝卜片、花生米各少许

调料 盐3克，料酒7毫升，鸡汁12毫升

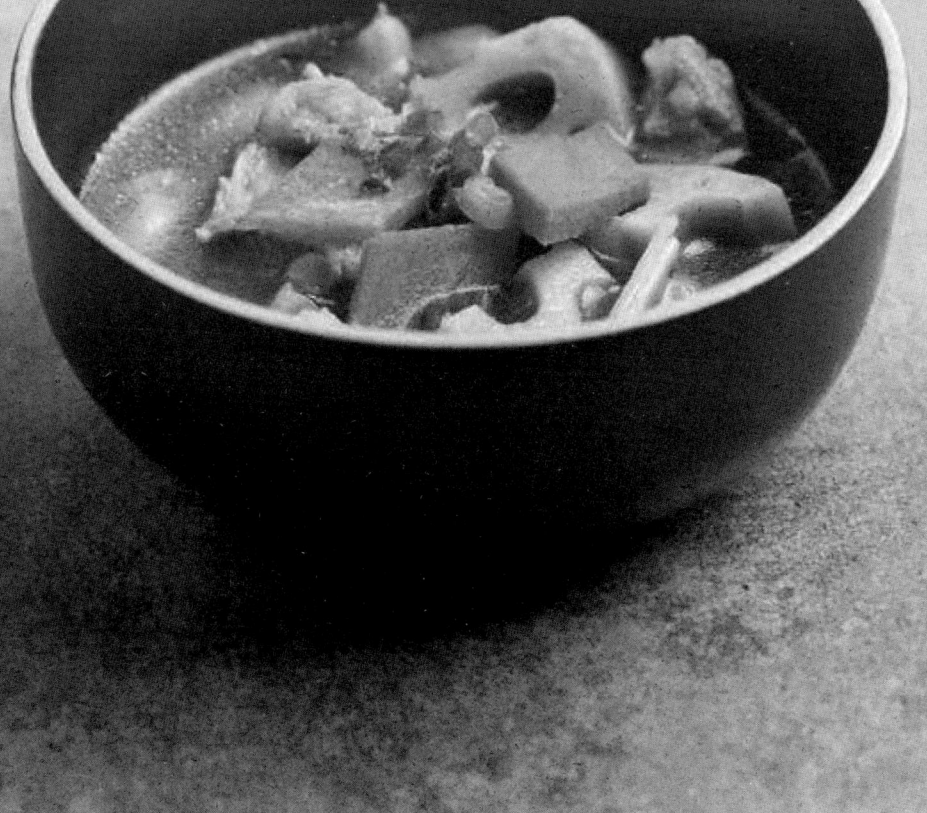

按摩缓解脚底、脚跟痛

走路时间长了，除了腿部疲劳外，脚底和脚跟也会出现疼痛的现象，偶尔还会出现脚底肌膜炎。遇到这种情况时，可以通过按摩的方式来缓解和治疗。

●穴位处方

（1）推按太溪 1 分钟。
（2）掐按昆仑 1 分钟。
（3）按揉申脉 1 分钟。
（4）按压涌泉 2 分钟。

●治疗目的

通络止痛，缓解脚部疲劳。

●穴位定位

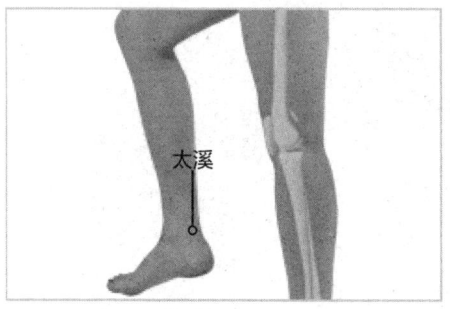

太溪： 位于足内侧，内踝后方，内踝尖与跟腱之间的凹陷处。

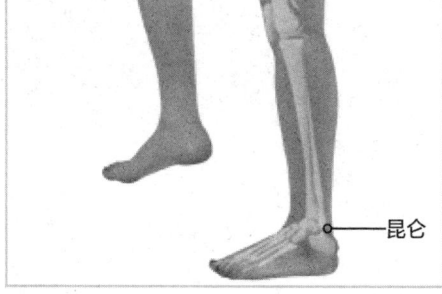

昆仑： 位于足部外踝后方，外踝尖与跟腱之间的凹陷处。

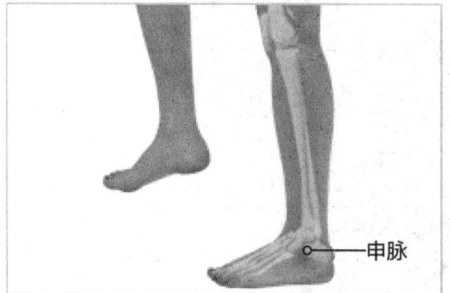

申脉： 位于足外侧部，外踝直下方凹陷处。

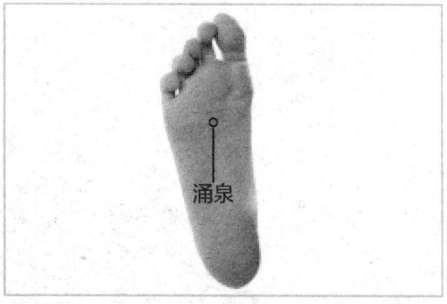

涌泉： 位于足底部，蜷足时足前部凹陷处，约为足底二、三趾趾缝纹头端与足跟连线的前 1/3 与后 2/3 交点上。

●操作方法

Step 1. 推按太溪
用拇指指腹从上往下推按太溪 1 分钟，力度适中，以局部有胀痛感为度。

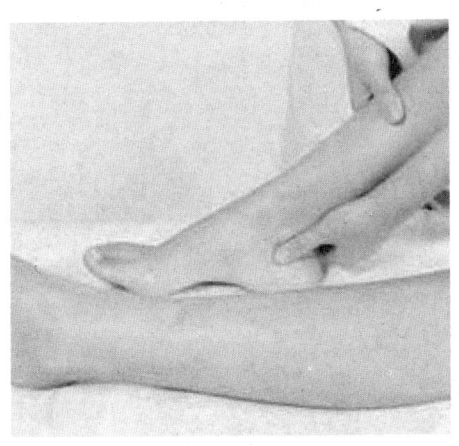

Step 2. 掐按昆仑
用拇指与食指、中指相对成钳形，掐按昆仑 1 分钟，以局部有酸痛感为度。

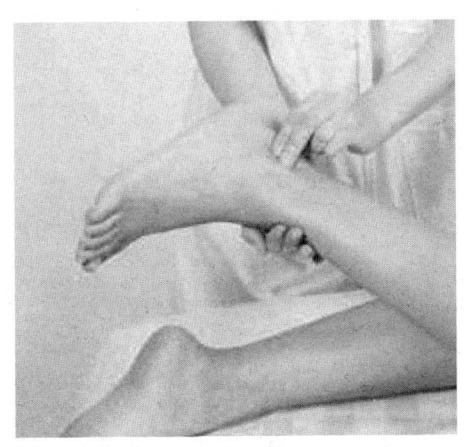

Step 3. 按揉申脉
将拇指指腹置于申脉上，其余手指附于踝部，按揉 1 分钟，以局部有酸胀感为度。

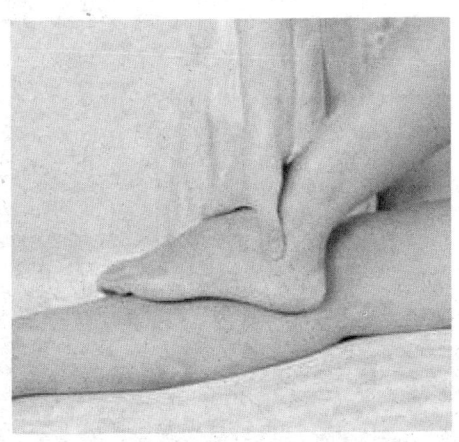

Step 4. 按压涌泉
用双手握住脚背，两拇指指腹按压涌泉 2 分钟，以局部有酸胀感为度。

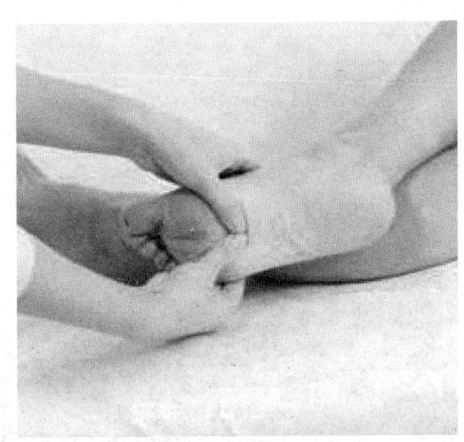

熟地核桃炖乌鸡

补益肝肾、强筋健骨、缓解疲劳

原料 乌鸡块 250 克，熟地黄 15 克，核桃仁 20 克，枸杞 10 克

调料 盐 3 克

做法

Step1 锅中注入适量清水烧开，倒入乌鸡块，汆煮片刻，关火后捞出汆煮好的乌鸡块，沥干水分，装入盘中待用。

Step2 砂锅中注入适量清水烧开，倒入乌鸡块、熟地黄、核桃仁、枸杞，拌匀。

Step3 加盖，大火煮开转小火煮 2 小时至食材熟透。

Step4 揭盖，加入盐，稍稍搅拌至入味，关火后盛出煮好的乌鸡，装入碗中即可。

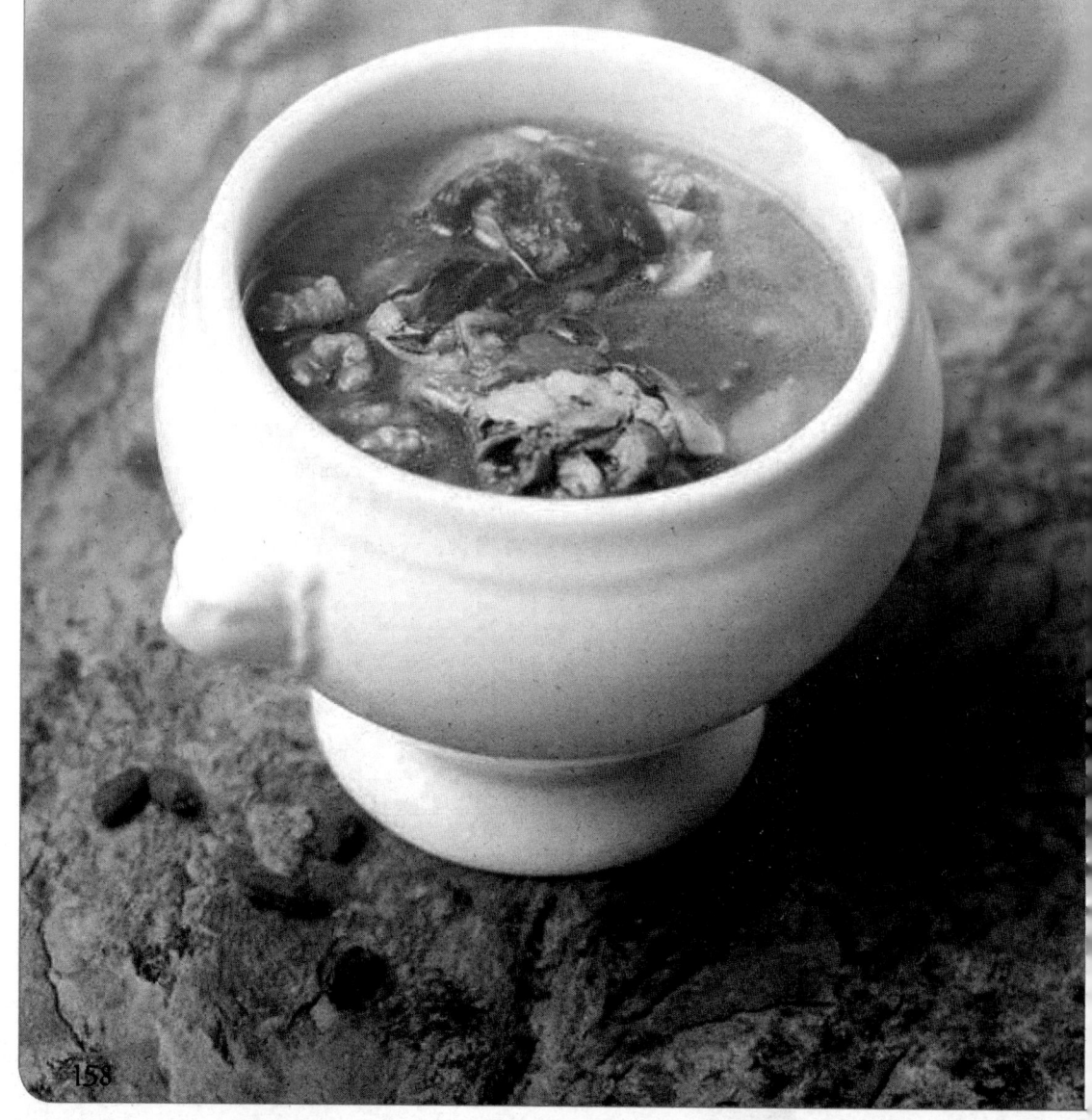